U0322296

药食饮食
营养一本通

求医不如求己养生别养病

王洪磊◎编著

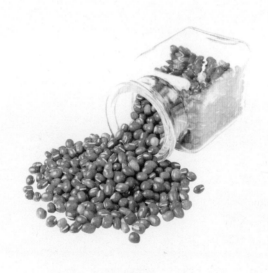

天津出版传媒集团

天津科学技术出版社

图书在版编目（CIP）数据

药食饮食营养一本通 / 王洪磊编著 . -- 天津 : 天
津科学技术出版社 , 2022.10
　ISBN 978-7-5742-0444-7

　Ⅰ . ①药… Ⅱ . ①王… Ⅲ . ①饮食营养学 Ⅳ .
① R155.1

中国版本图书馆 CIP 数据核字 (2022) 第 147337 号

药食饮食营养一本通
YAOSHI YINSHI YINGYANG YIBENTONG

责任编辑：孟祥刚
责任印制：兰　毅

出　　版：天津出版传媒集团
　　　　　天津科学技术出版社
地　　址：天津市西康路 35 号
邮　　编：300051
电　　话：（022）23332490
网　　址：www.tjkjcbs.com.cn
发　　行：新华书店经销
印　　刷：三河市同力彩印有限公司

开本 710×1000　1/16　印张 15.5　字数 185 000
2022 年 10 月第 1 版第 1 次印刷
定价：48.00 元

上篇
药物与食物的相宜不宜

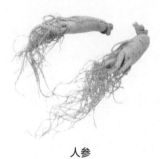

人参

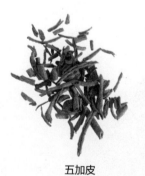

五加皮

中药材

五味子

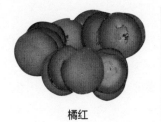

橘红

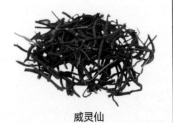

威灵仙

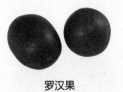

罗汉果

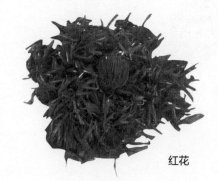

红花

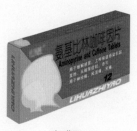

咖啡因

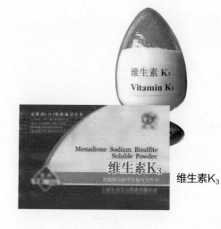

维生素K₃

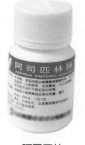

阿司匹林

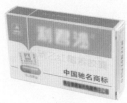

红霉素

西药

下篇
病症与食物的相宜不宜

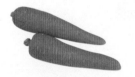

胡萝卜

内科病症

外科、皮肤科及骨科病症

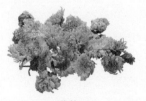

菊花

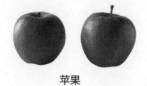

苹果

妇产科病症

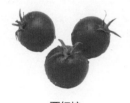

西红柿

男科病症

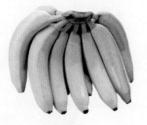

香蕉

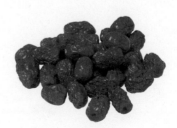

红枣

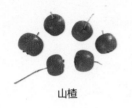

山楂

儿科病症

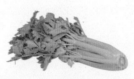

芹菜

五官科病症

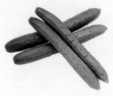

黄瓜

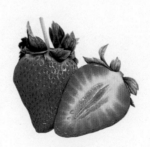

草莓

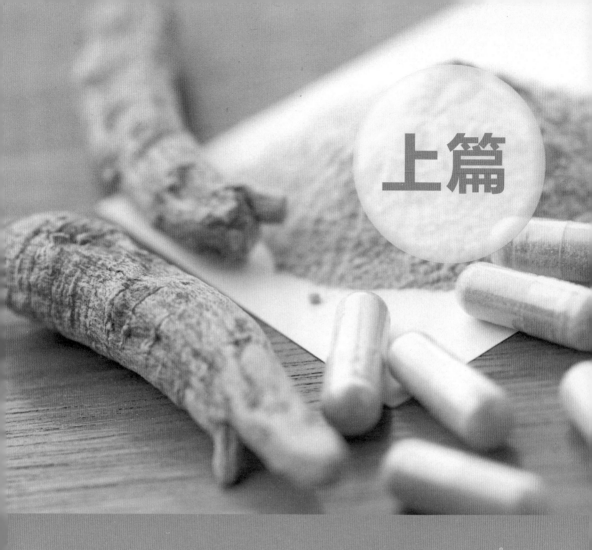

上篇

药物与食物
的相宜不宜

中药材

在我国的饮食烹饪中，中药材被广泛使用。食物中添加中药材，能让食物更美味，中药材的药性也有利于健康。

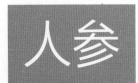

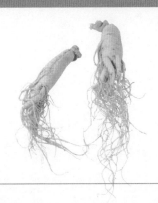

别名 黄参、血参、人衔、鬼盖、神草、土精、地精。
性味 性微温，味甘、微苦。
归经 归脾、肺经。

功效

人参具有大补元气的作用，用于心肌梗死引起的休克。人参有较强的强心、改善心肌缺血的作用，并能辅助治疗失血性休克。人参具有健脾益肺作用，可用于食欲不振、消瘦、腹泻或气短自汗、呼吸微弱等症。

成分

人参主要含有人参皂苷、多种氨基酸、挥发油、胆碱、葡萄糖、麦芽糖、维生素B_1、维生素B_2等成分。

主治症	劳伤虚损、食少、倦怠、虚脱、大便清泄、气急喘促、口渴多汗、惊悸、消渴等症。
选购	圆长、皮老黄、纹细密、体形美、鞭条须、珍珠点多等，具备这些条件的人参是罕见的珍品。
贮存	对已干透的人参，可用塑料袋密封以隔绝空气，置阴凉处保存即可。
适宜人群	适用于气血不足、体虚、惊悸、健忘、头昏、贫血、神经衰弱者。
不宜人群	实证、热证而正气不虚者。

相宜食物

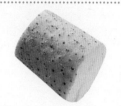

山药
降低胆固醇

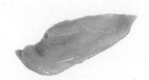

鸡肉
益气填精、养血调经

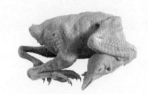

乳鸽
补虚扶弱

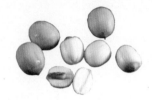

莲子
补气健脾

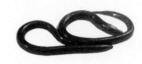

鳝鱼
补气血

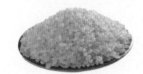

粳米
辅助治疗五脏虚衰

 不宜食物、中药

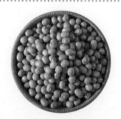

绿豆
影响药效

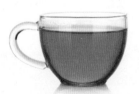

茶
影响吸收，降低药效

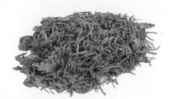

藜芦
会产生不良反应

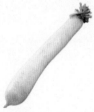

白萝卜
作用相反，不宜同用

西洋参

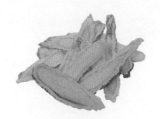

别名 花旗参、西洋人参、西参、洋参、佛兰参、正光结参。
性味 性凉，味甘、微苦。
归经 归心、肺、肾经。

功效

西洋参具有补气养阴，清热生津的功效。可用于气虚阴亏、内热、咳喘咯血、虚热烦倦、消渴、口燥咽干。西洋参还具有抗疲劳、抗氧化、抗应激、抑制血小板聚集、降低血液黏稠度的作用。另外，对糖尿病患者还有调节血糖的作用。

成分

西洋参主要有效成分为人参皂苷，此外还含有多种矿物质、维生素、氨基酸、多糖、多肽等。

 相宜食物

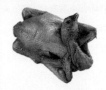
乌鸡肉
健脾益肺、养血柔肝

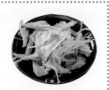
燕窝
养阴润燥、清热益气

 不宜食物

茶
破坏西洋参中的有效成分

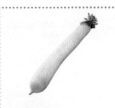
白萝卜
作用相反

主治症	咳嗽肺痿、虚热烦倦、口渴少津、胃火牙痛等症。
选购	以条匀、质硬、体轻、气清香、味浓者为佳。
贮存	置阴凉干燥处，密闭，防蛀。
适宜人群	肺热燥咳、四肢倦怠者，热病后津液亏损者。
不宜人群	畏寒、肢冷、腹泻、脾阳虚弱等阳虚体质者。

黄芪

别名 黄耆、箭芪、独根。
性味 性微温，味甘。
归经 归肺、脾、肝、肾经。

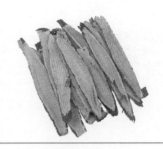

功效

黄芪具有益气固表、敛汗固脱、托毒生肌、利水消肿的功效。可用于气虚乏力、中气下陷、久泻脱肛、便血崩漏、表虚自汗、痈疽难溃、久溃不敛、血虚萎黄、内热消渴、慢性肾炎、蛋白尿等症。炙黄芪能益气补中，生用可固表托毒。

成分

黄芪富含多种氨基酸、胆碱、甜菜碱、苦味素、黏液质、钾、钙、钠、镁、铜、硒、蔗糖、葡萄糖醛酸、叶酸等成分。

 相宜食物

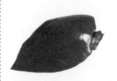

猪肝
补气、养肝

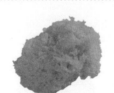

银耳
可作为白细胞减少症者的食疗方

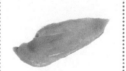

鸡肉
补中益气、养精血

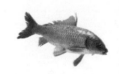

鲤鱼
能健脾补气

主治症	气血虚弱、自汗、肾炎性水肿、慢性溃疡等症。
选购	以条粗大、断面色黄白、味甜、有粉性的黄芪为佳。
贮存	置通风干燥处，防潮，防蛀。
适宜人群	气血不足、气短乏力、慢性肝炎、慢性肾炎、慢性溃疡者。
不宜人群	急性病、热毒疮疡、食滞胸闷者。

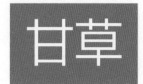

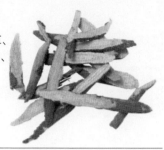

别名 国老、国老草、蜜草、蜜甘、美草、棒草、甜甘草、甜草、甜草根、甜根子、红甘草、粉甘草、粉草、灵通。

性味 性平，味甘。

归经 归心、肺脾、胃经。

功效

甘草有解毒、祛痰、止痛、解痉、抗癌等药理作用。在中医学上，甘草能补脾益气、止咳润肺、缓急、调和百药。临床应用有生用与蜜炙之别。生用主治咽喉肿痛、痈疽疮疡、胃肠道溃疡以及解药毒、食物中毒等。蜜炙主治脾胃功能减退、大便溏薄、气虚乏力以及咳嗽、心悸等。

成分

甘草富含甘草酸、甘草次酸等有效成分。

性状

外皮松紧不一，表面红棕色或灰棕色。甘草药用部位是根及根茎。根茎呈圆柱形，表面有芽痕，断面中部有髓。

 相宜食物

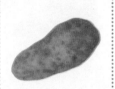

土豆
益气健脾、强身益肾

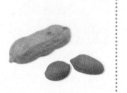

花生
降低胆固醇

 不宜食物

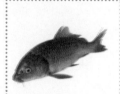

鲤鱼
性味相反

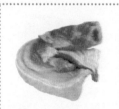

猪肉
易助湿生痰

主治症	痈肿疮毒、咳嗽咽痛、脾胃虚弱、气虚血少、伤风、胃痛、肢体疼痛、黄疸、牙周病等。
选购	外皮细紧、色红棕、质坚实、断面黄白色、粉性足、味甜的甘草为好。
贮存	宜置通风干燥处，防蛀。
适宜人群	支气管哮喘、血栓性静脉炎、脾胃虚弱、胃及十二指肠溃疡、神经衰弱等病症患者。
不宜人群	腹胀者。

枸杞子

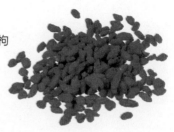

别名 枸起子、枸杞红实、西枸杞、狗奶子、枸蹄子。
性味 性平，味甘。
归经 归肾经。

功效

枸杞子具有补精气、坚筋骨、滋肝肾、止消渴、明目、抗衰老以及降血脂、降血压、降血糖、防止动脉硬化、保护肝脏、抑制脂肪肝、促进肝细胞再生以及提高机体免疫功能、抗恶性肿瘤的功效。

成分

枸杞富含维生素B_1、维生素B_2、维生素C、甜菜碱、胡萝卜素、玉蜀黄素、烟酸钙、磷、铁、有机锗、β-谷甾醇、亚油酸、酸浆果红素以及14种氨基酸等成分。

 相宜食物

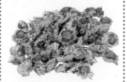

菊花
滋阴补肾，疏风清肝

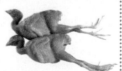

鹌鹑
补肝肾、健脾胃

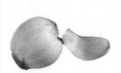

百合
补肾养血、清热除烦、宁心安神

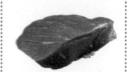

牛肉
能健脾、益精、补血

主治症	虚劳津亏、腰膝酸痛、眩晕耳鸣、血虚萎黄、目昏不明等症。
选购	以粒大、肉厚、子小、色红、质柔、味甜的枸杞子为佳。
贮存	置阴凉干燥处，防闷热、防潮、防蛀。
适宜人群	肝肾阴虚、血虚、慢性肝炎者。
不宜人群	脾虚泄泻者和感冒发热患者。

菊花

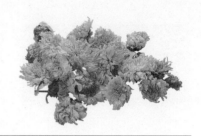

别名 寿客、金英、黄华、秋菊、陶菊。
性味 性微寒，味辛、甘、苦。
归经 归肺、肝经。

功效

菊花具有平肝明目、散风清热、消咳止痛的功效，可用于头痛眩晕、目赤肿痛、风热感冒、咳嗽等病症。将菊花、槐花一起用开水冲泡，代茶饮用，能辅助治疗高血压。此外，将白菊花与白糖一起用开水浸泡，代茶饮用，可通肺气、止呃逆、清三焦郁火，适用于风热感冒初起、头痛发热患者。

成分

菊花含有水苏碱、刺槐苷、木樨草苷、大波斯菊苷、腺嘌呤、胆碱、葡萄糖苷等成分，尤其富含挥发油，油中主要为菊酮、龙脑、龙脑乙酸酯等物质。

 相宜食物

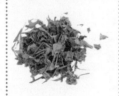
鱼腥草
增强机体免疫力

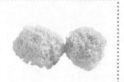
银耳
滋养强壮、益肝明目

 不宜食物

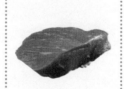
牛肉
性味相反

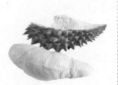
榴梿
性味相反

主治症	外感风热、头痛眩晕、咳嗽及老年人常见的高脂血症、高血压等。
选购	以花朵完整、颜色新鲜、气清香、少梗的菊花为佳。
贮存	置阴凉干燥处。
适宜人群	外感风热、头痛、目赤、脑血栓患者。
不宜人群	气虚胃寒、食少泄泻者。

太子参

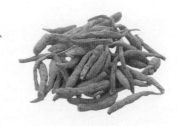

别名 孩儿参、童参、双批七、四叶参、米参。

性味 性平，味甘、微苦。

归经 归脾、肺经。

功效

太子参具有补气益血、生津、补脾胃的功效。可用于病后体虚、肺虚咳嗽、脾虚腹泻、小儿虚汗、心悸、口干、不思饮食。

成分

太子参含有皂苷、果糖、淀粉、多种维生素、棕榈酸、亚油酸，还含有磷脂、16种氨基酸、挥发油以及锰、铁、铜、锌等微量元素。

 不宜食物

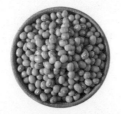

绿豆
影响药效

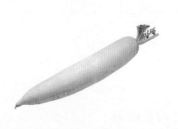

白萝卜
影响药效

主治症	食欲不振、病后虚弱、气阴不足、肺燥干咳等症。
选购	表面黄白色，半透明，有细皱纹，无须根者为佳。
贮存	置阴凉干燥处，密闭，防蛀。
适宜人群	脾气虚弱、胃阴不足、食少倦怠者。
不宜人群	内火旺盛者。

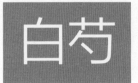

白芍

别名 将离、金芍药、杭芍、东芍、芍药。

性味 性凉，味苦、酸。

归经 归肝、脾经。

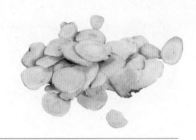

功效

白芍养血调经，柔肝止痛，平抑肝阳，敛阴止汗。其中所含的白芍总苷具有抗炎和调节免疫功能等药理作用，用于各类老年病的治疗（尤其是类风湿关节炎），效果较好。此外，白芍总苷尚有抗氧化、镇痛、抗惊厥等药理作用。

成分

白芍含有芍药苷、牡丹酚、芍药花苷、苯甲酸、挥发油、脂肪油、树脂、鞣质、淀粉、糖类、黏液质、蛋白质等成分。

 相宜**食物**

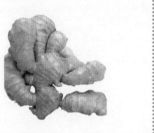

生姜
可用于虚寒腹痛

 不宜**中药**

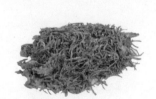

藜芦
会产生不良反应

主治症	头痛眩晕、胁痛、腹痛、四肢挛痛、月经不调等症。
选购	以根粗长、质坚实、皮色整洁、无白心的白芍为佳。
贮存	置于干燥处，防蛀。
适宜人群	非虚寒性泻痢腹痛、自汗、盗汗者。
不宜人群	阳虚及虚寒性腹痛泄泻者。

肉苁蓉

别名 大芸、金笋。
性味 性温，味甘、咸。
归经 归肾、大肠经。

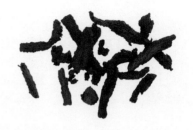

功效

肉苁蓉具有补肾阳、益精血、润肠通便的功效。可用于肾阳虚衰、精血亏损、阳痿、遗精、腰膝冷痛、耳鸣目花、带浊、尿频、崩漏、不孕不育、肠燥便秘。

成分

肉苁蓉富含多种维生素和矿物质。

小常识

肉苁蓉属列当科濒危种，是一种寄生在梭梭、红柳根部的寄生植物，对土壤、水分要求不高。分布于内蒙古、甘肃、新疆和宁夏，素有"沙漠人参"之美誉，具有极高的药用价值，是我国名贵中药材。

 相宜食物

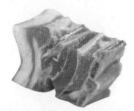

羊肉
能补肾壮阳、益精

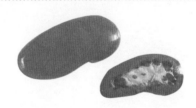

猪腰
能补肾益精、延年益寿

主治症	阳痿、不孕、腰膝酸软、肠燥便秘等症。
选购	以条粗壮、色棕褐、质柔润的为佳。
贮存	置通风干燥处，防蛀、防霉。
适宜人群	月经不调者，不孕、四肢不温及高血压患者。
不宜人群	阴虚火旺及大便泄泻者。

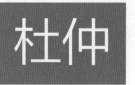

别名 丝楝树皮、丝棉皮、棉树皮、胶树。
性味 性温，味甘。
归经 归肝、肾经。

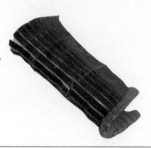

功效

杜仲具有降血压、补肝肾、强筋骨、安胎气的功效。可用于治疗腰肌酸疼、足膝痿弱、小便余沥、阴下湿痒、胎漏欲坠、胎动不安、高血压等症。

成分

杜仲富含木脂素、维生素C以及杜仲胶、杜仲醇、杜仲苷、松脂醇二葡萄糖苷等，其中松脂醇二葡萄糖苷为降低血压的主要成分。

 相宜食物

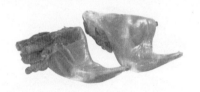

兔肉
补肾益精，养血乌发

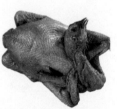

乌鸡
补虚损、强筋骨、调经止带

主治症	肾虚腰痛、筋骨无力、胎动不安、高血压等症。
选购	以皮厚，块大，内表面呈暗紫色，断面丝多的为佳。
贮存	置通风干燥处，防蛀、防霉。
适宜人群	高血压患者，中老年人肾气不足者。
不宜人群	阴虚火旺者。

北沙参

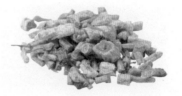

别名 辽沙参、沙参、北条参、银条参、条参、莱阳参。
性味 性微寒，味甘、微苦。
归经 归胃、肺经。

功效

北沙参具有养阴清肺、益胃生津的功效。可用于肺热燥咳、劳嗽痰血、热病津伤、口渴等。还可增强正气、预防癌症的产生。

成分

北沙参根长、呈圆柱形，偶有分枝。表面呈淡黄白色，偶有外皮残存，全体有细纵皱纹及纵沟，并有棕黄色点状细根痕。顶端常留有黄棕色根茎残基，上端稍细，中部略粗，下部渐细。质脆，易折断，断面皮部呈浅黄白色，木部呈黄色。

 相宜**食物**

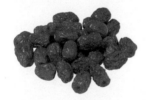

红枣
补血养颜

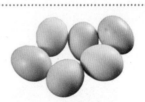

鸡蛋
清热、养阴生津

主治症	劳嗽痰血、肺热燥咳等症。
选购	以周边粗糙、气特异、味微甘为佳。
贮存	置通风干燥处，防蛀、防霉。
适宜人群	热病津伤者。
不宜人群	风寒作咳及肺胃虚寒者。

补骨脂

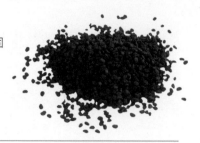

别名 破骨纸、破故纸、婆固脂、黑故子、胡韭子。
性味 性温，味辛、苦。
归经 归肾、脾经。

功效

补骨脂具有温肾助阳、纳气、止泻的功效。可用于阳痿遗精、遗尿尿频、腰膝冷痛、肾虚作喘、五更泄泻等病症。外用可治白癜风、斑秃。

成分

补骨脂内含挥发油、树脂、香豆精衍生物、黄酮类化合物（补骨脂甲素、乙素等）。

性状

本品呈肾形，略扁。表面呈黑色、黑褐色或灰褐色，质硬。果皮薄，有油性。气香，味辛、微苦。本药为光敏性中药，服用时注意避免日光照射，避免吃光敏性果蔬，以免引发光敏性皮炎。

 不宜食物

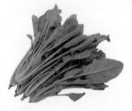

菠菜
易引发光敏性皮炎

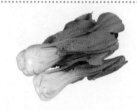

油菜
两者性味相反

主治症	内服治阳痿遗精，外用治白癜风、斑秃等症。
选购	以粒大、饱满、色黑的为佳。
贮存	置通风干燥处，防蛀、防霉。
适宜人群	肾阳不足、下元虚冷、腰膝冷痛、银屑病等患者。
不宜人群	阴虚内热者。

巴戟天

别名 巴戟肉、巴戟、鸡肠风、兔子肠。
性味 性微温，味甘、辛。
归经 归肝、肾经。

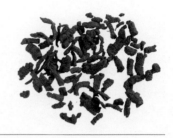

功效

巴戟天具有补肾阳、强筋骨、祛风湿的功效。可用于阳痿遗精、宫冷不孕、月经不调、小腹冷痛、风湿痹痛、盘骨萎软等症。

成分

巴戟天为扁圆柱形，略弯曲，长短不等，直径为0.5~2厘米。表面呈灰黄色或暗灰色，具纵纹及横裂纹，有的皮部横向断裂露出木部。质韧，断面皮部厚，呈紫色或淡紫色，易与木部剥离。木部坚硬，呈黄棕色或黄白色，直径为1~5毫米。无臭，味甘而微涩。

 相宜食物、中药

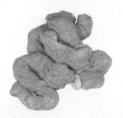

猪大肠
能养血、补肾、壮阳

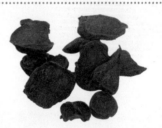

附子
增强药效

主治症	阳痿遗精、宫冷不孕、月经不调、小腹冷痛等症。
选购	条大、肥壮、连珠、肉厚、色紫的为佳。
贮存	置通风干燥处，防霉，防蛀。
适宜人群	身体虚弱、精力差、免疫力低下、易生病者。
不宜人群	火旺泄精、阴虚水乏、小便不利、口舌干燥者。

阿胶

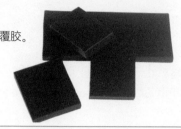

别名 驴皮胶、二泉胶、傅致胶、盆覆胶。
性味 性平，味甘。
归经 归肺、肝、肾经。

功效

阿胶具有补血、止血、滋阴润燥的功效。可用于眩晕、心悸失眠、久咳、咯血、衄血、吐血、尿血、便血、崩漏、月经不调等症。阿胶可促进细胞再生，升高失血性休克者之血压，改善体内钙平衡，防止进行性肌营养不良症，提高免疫功能。

成分

阿胶含多种氨基酸，如赖氨酸、精氨酸、组氨酸、色氨酸，还含明胶原、骨质原、灰分、铁、锌、钙、硫等物质。

 相宜食物、中药

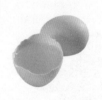

鸡蛋
能补血、滋阴、安胎

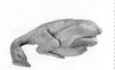

鸡肉
滋阴补血、增强体质

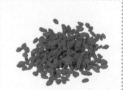

枸杞子
有养胎、安胎的功效

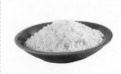

糯米
养血益气、安胎

主治症	眩晕、心悸失眠、久咳、咯血、吐血、尿血、月经不调等症。
选购	以色黑褐、有光泽、质硬而脆、味淡者为佳。
贮存	置干燥处，防潮湿、虫蛀。
适宜人群	血虚萎黄、眩晕心悸者。
不宜人群	消化不良、胃弱便溏者。

何首乌

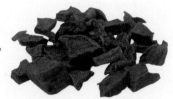

别名 首乌、地精、赤敛。
性味 性微温，味苦、甘、涩。
归经 归肝、肾经。

功效

何首乌具有养血滋阴、润肠通便、截疟、祛风、解毒的功效。可用于血虚、头昏目眩、心悸、失眠、肝肾阴虚之腰膝酸软、须发早白、耳鸣、遗精、肠燥便秘、久疟体虚、风疹瘙痒、疮痈、瘰疬、痔疮。

成分

何首乌含有大黄素、大黄素甲醚、大黄酚、大黄酸、大黄酚蒽酮、淀粉、粗脂肪、卵磷脂等成分。

 相宜食物

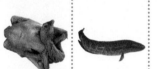

乌鸡	黑鱼
增强药效	强身健体、延缓衰老

 不宜食物

 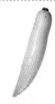 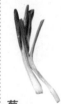

大蒜	白萝卜	猪血	葱
易导致腹泻	易导致腹泻	发生化学反应，对健康不利	降低何首乌的药效

主治症	肝肾精血亏虚、瘰疬疮痛、风疹瘙痒、肠燥便秘、高脂血症等症。
选购	以个大、质坚实、断面显云锦状花纹的为佳。
贮存	置干燥处，防蛀。
适宜人群	血虚头晕、神经衰弱、慢性肝炎者。
不宜人群	大便溏薄者。

熟地黄

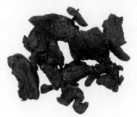

别名 熟地、伏地。
性味 性微温，味甘。
归经 归肝、肾经。

功效

熟地黄具有滋阴补血、益精填髓的功效。可用于肝肾阴虚、腰膝酸软、骨蒸潮热、盗汗遗精、内热消渴、血虚萎黄、心悸怔忡、月经不调、崩漏下血、眩晕、耳鸣、须发早白等症。

熟地黄为不规则的块状，内外均呈漆黑色，有光泽，外表皱缩不平。断面湿润，中心部往往可见光亮的油脂状块，黏性大，质柔软，味甜。

性状

 相宜食物

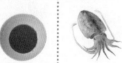

鸭血	墨鱼	粳米	羊肉	生姜
有凉血、止血的功效	止血、收敛、益胃通气	滋阴补肾，益气养血	滋阴健脾，降糖降压	可用于产后血瘀和痛经

 不宜食物

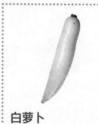

白萝卜
降低药效

主治症	肝肾阴虚、崩漏下血、心悸怔忡、月经不调等症。
选购	宜选用表面乌黑发亮、味甜或微有酒气的。
贮存	置通风干燥处，防蛀、防霉。
适宜人群	血虚阴亏、肝肾不足者。
不宜人群	脾胃虚弱、气滞痰多、腹满便溏者。

当归

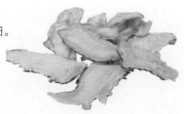

别名 秦归、云归、西当归、岷当归。
性味 性温，味甘、辛。
归经 归肝、心、脾经。

功效

当归含无毒免疫促进剂，具有多方面的生理调节功能。有兴奋和抑制子宫平滑肌双向性的作用，还能增强心肌血液供应。当归中的阿魏酸钠有抗血小板凝聚、抑制血栓形成、抗贫血、促进血红蛋白及红细胞生成的作用。

成分

当归含有多种氨基酸、挥发油、亚油酸、水溶性生物碱、蔗糖、维生素E、脂肪、β-谷固醇、烟酸、棕榈酸、硬脂酸、维生素B_{12}等成分。

 相宜食物

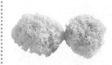
银耳
促进新陈代谢、延迟衰老

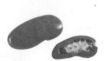
猪腰
可用于心悸、气短

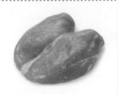
鸡肉
促进人体造血功能，改善贫血状况

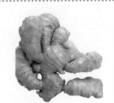
生姜
可用于产后腹痛、胁肋胀满者

主治症	血虚萎黄、眩晕心悸、月经不调、经闭痛经等症。
选购	以体长支根少、断面色黄白、气味浓郁的当归为佳。
贮存	置阴凉干燥处，防潮，防蛀。
适宜人群	腹胀疼痛、月经不调、气血不足者。
不宜人群	慢性腹泻、大便溏薄者以及热盛出血患者。

女贞子

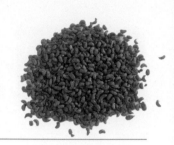

别名 女贞树子、白蜡树子、鼠梓子、冬青子。
性味 性凉，味甘、苦。
归经 归肝、肾经。

功效

女贞子可以增加冠状动脉血流量，有降脂、降血糖、降低血液黏稠度的作用，有抗血栓和防治动脉粥样硬化的作用，对放疗、化疗所引起的白细胞减少有升高作用。女贞子还具有一定的抗衰老作用。

成分

女贞子果实含齐墩果酸、甘露醇、葡萄糖、棕榈酸、硬脂酸、油酸及亚麻酸，果皮含熊果酸、齐墩果酸，种子含脂肪油、油中棕榈酸、硬脂酸等。

 相宜食物

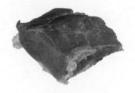

猪瘦肉
补肾黑发、益精养颜

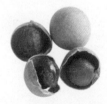

桂圆
能补肝肾、益心脾、黑须发

主治症	眩晕耳鸣、腰膝酸软、须发早白、目暗不明等症。
选购	以粒大、色黑及味甘、苦、涩者为佳。
贮存	置干燥处，防蛀、防霉。
适宜人群	肝肾阴虚、头昏目眩、遗精耳鸣、须发早白者。
不宜人群	脾胃虚寒泄泻及阳虚者。

菟丝子

别名 吐丝子、菟丝实、黄藤子、龙须子、豆须子、黄网子。
性味 性温，味甘。
归经 归肾、肝、脾经。

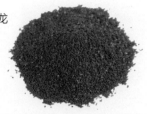

功效

菟丝子具有滋补肝肾、固精缩尿、安胎、明目、止泻的功效。可用于腰膝酸软、目昏耳鸣、肾虚胎漏、胎动不安、脾肾虚泻等症。外用可治白癜风。菟丝子中含黄酮类化合物，具有强壮机体、抗氧化、抗白内障、抗衰老等作用，增强免疫功能，降低血压。

成分

菟丝子含生物碱、蒽醌、香豆素、黄酮、苷类、甾醇、鞣酸、糖类以及多种氨基酸等。黄酮类有槲皮素、紫云英苷、金丝桃苷，甾醇类有胆甾醇、菜油甾醇等。

 相宜食物

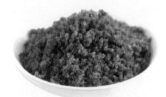

红糖
可用于早泄、精液量不足、腰膝酸软等症

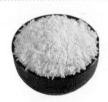

粳米
补虚损，益脾胃

主治症	内服治目昏耳鸣、胎动不安、脾肾虚泻等症。
选购	以粒大、表面呈棕色、质硬、气微、味淡的为佳。
贮存	置通风干燥处，防蛀、防霉。
适宜人群	阳痿遗精者。
不宜人群	脾虚火旺、阳强不痿及大便燥结者。

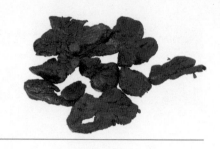

黄精

别名 老虎姜、鸡头参。
性味 性平，味甘。
归经 归肺、脾、肾经。

功效

黄精具有补气养阴、健脾、润肺、益肾的功效。可用于脾胃虚弱、体倦乏力、口干食少、肺虚燥咳、精血不足、内热消渴等症。对于糖尿病也很有疗效。

成分

黄精的主要成分是烟酸、黏液质、醌类、强心苷、淀粉及糖类。

小常识

黄精以根茎入药，属于百合科植物，养生学家视之为补养强壮食品，其更是一种常用的中草药。

 👍 **相宜食物**

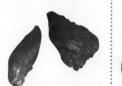

鹿肉
强身健体、补肾壮阳

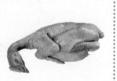

鸡肉
养血补气、润发黑发

👎 **不宜食物**

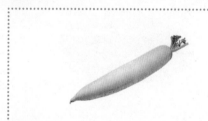

白萝卜
降低药性

主治症	内热消渴、精血不足、肺虚燥咳、体倦乏力等症。
选购	以块大、肥润、色黄、断面透明的黄精为佳。
贮存	置通风干燥处，防霉，防蛀。
适宜人群	病后虚损、肺痨咯血者。
不宜人群	脾胃虚寒、腹泻便溏、食欲不振者。

麦冬

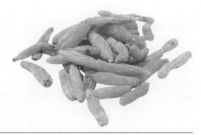

别名 忍凌、不死草、麦门冬、忍冬、阶前草。

性味 性微寒，味甘、微苦。

归经 归心、肺、胃经。

功效

麦冬具有养阴生津、润肺清心的功效。可用于肺燥干咳、虚痨咳嗽、津伤口渴、心烦失眠、内热消渴、肠燥便秘、咽白喉、吐血、咯血、肺痿、肺痈、热病津伤、咽干口燥等症。

成分

麦冬主要成分是麦冬皂苷，另含高黄酮类化合物和挥发油，还含植物甾醇、单糖类和寡糖类等成分。

 相宜食物　　 **不宜食物**

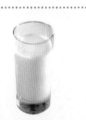

牛奶
补益脾胃，生津润肠

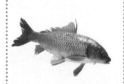

鲤鱼
两者功能不协

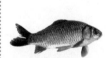

鲫鱼
两者功能不协

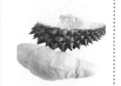

榴梿
性味相似

主治症	热病伤津、心烦、咽干、肺热燥咳、咽喉痛等症。
选购	以肥大、色黄白的麦冬为佳。
贮存	置阴凉干燥处，防潮、防蛀。
适宜人群	阴虚内热者。
不宜人群	脾胃虚寒泄泻、胃有痰饮湿浊及风寒咳嗽者。

蒲公英

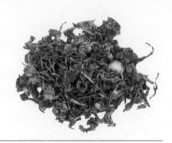

别名 黄花地丁草、黄花苗、地丁、婆婆丁、仆公英、蒲公草。

性味 性寒，味苦、甘。

归经 归胃、肝经。

功效

蒲公英具有清热解毒、消肿散结、利尿通淋等功效。可用于疔疮肿毒、乳痈、瘰疬、目赤、咽痛、肺痈、肠痈、湿热黄疸、热淋涩痛等症。蒲公英可抗肿瘤，对慢性胆囊痉挛及结石症有效。此外，还有利尿健胃、轻泻等作用。

成分

蒲公英全草含蒲公英甾醇、胆碱、菊糖、果胶、蒲公英醇、豆甾醇、蒲公英赛醇、蒲公英素、蒲公英苦素和维生素A、B族维生素、维生素C等。

 相宜食物

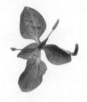

车前草
清热解毒、利水祛湿

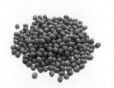

绿豆
清热解毒、利尿消肿

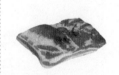

猪肉
解毒散结、滋阴润燥

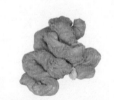

猪大肠
解毒散结、滋阴润燥

主治症	疔疮肿毒、乳痈、瘰疬、肠痈、热淋涩痛等症。
选购	以表面呈棕褐色、具白色冠毛的为佳。
贮存	置通风干燥处，防潮、防蛀。
适宜人群	目赤、咽痛者。
不宜人群	阳虚外寒、脾胃虚弱者。

天花粉

别名 天瓜粉、花粉、瓜蒌根、玉露根。
性味 性微寒，味甘、微苦。
归经 归肺、胃经。

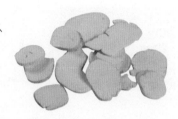

功效

天花粉蛋白可通过改变免疫力来调节T细胞的比例，增强机体对癌细胞的免疫功效，还能调节血糖。对溶血性链珠菌、肺炎双球菌、白喉杆菌有一定的抑制作用，对伤寒杆菌、铜绿假单胞菌、痢疾杆菌、变形杆菌及金黄色葡萄球菌的作用均较弱。

成分

天花粉呈不规则圆柱形、纺锤形或瓣块状，长8~16厘米，直径1.5~5.5厘米。表面为黄白色或淡棕黄色，有纵皱纹、细根痕及略凹陷的横长皮孔。

 相宜食物、中药

芦根
清热生津、清肺化痰

贝母
化痰止咳

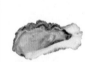
牡蛎
可治痰火郁结

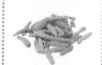
天门冬
适合肺热燥咳者或咯血者

金银花
可治疮疡肿毒

主治症	热病烦渴、肺热燥咳、内热消渴、疮疡肿痛等症。
选购	色白、质坚实、粉性足的为佳。
贮存	置通风干燥处，防蛀、防霉。
适宜人群	糖尿病及肺热咳嗽者。
不宜人群	脾胃虚寒、大便滑泄者及孕妇。

黄连

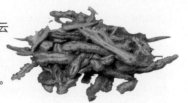

别名 川连、川黄连、雅连、野黄连、云连、云黄连、王连、支连。
性味 性寒，味苦。
归经 归心、脾、胃、肝、胆、大肠经。

功效

黄连具有清热燥湿、泻火解毒的功效。可用于肠胃湿热、泻痢呕吐、热盛火炽、高热干燥、痈疽疔毒、耳目肿痛等症。黄连炒用能降低其寒性。

成分

黄连根茎含多种异喹啉类生物碱，以小檗碱含量最高，尚含黄连碱、甲基黄连碱、巴马亭、药根碱、表小檗碱及木兰花碱等。酸性成分有阿魏酸、氯原酸等。

 不宜食物、中药

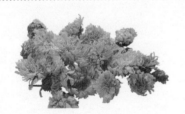

菊花
影响药效

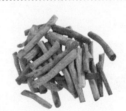

牛膝
药性不合

主治症	肠胃湿热、泻痢呕吐、痈疽疔毒、耳目肿痛等症。
选购	以粗壮、质坚实、断面皮部呈橙红色的为佳品。
贮存	置通风干燥处，防蛀、防霉。
适宜人群	热盛火炽、高热干燥者。
不宜人群	脾胃虚寒、苦燥伤津、阴虚津伤者。

金银花

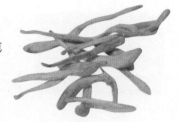

别名 忍冬、忍冬花、金花、银花、二花、密二花、双花、双苞花、二宝花、金藤花。
性味 性寒，味甘。
归经 入肺、心、胃经。

功效

金银花具有清热解毒、抗炎、补虚疗风的功效，可用于胀满下疾、温病发热、热毒痈疡和肿瘤等症。对头昏头晕、口干作渴、多汗烦闷、肠炎、细菌性痢疾、麻疹、肺炎、乙脑、流脑、急性乳腺炎、败血症、阑尾炎、皮肤感染、痈疽疔疮、丹毒、腮腺炎、化脓性扁桃体炎等病症有效。

成分

金银花含有异氯原酸、番木鳖苷、木樨草素、氯原酸、肌醇等成分，并富含挥发油，油中成分主要是双花醇、芳樟醇等。

👍 相宜食物、中药

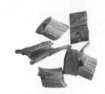

芦根
清热解暑、生津止渴

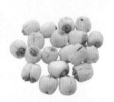

莲子
清热解毒、健脾止泻

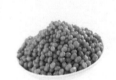

绿豆
清热解毒、清暑解渴

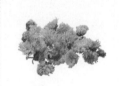

菊花
清热解毒

主治症	呼吸道感染、肺炎、冠心病、高脂血症等症。
选购	以花蕾大、色黄白、滋润丰满的金银花为佳。
贮存	置阴凉干燥处，防潮、防蛀。
适宜人群	流行性感冒、高脂血症患者。
不宜人群	脾胃虚寒、腹泻便溏者。

大黄

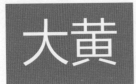

别名 将军、黄良、火参、肤如、蜀大黄、锦纹大黄、牛舌大黄、锦纹、生军、川军。

性味 性寒，味苦。

归经 归胃、大肠、肝、脾经。

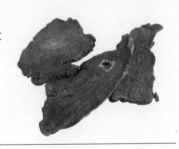

功效

大黄具有攻积滞、清湿热、泻火、凉血、祛瘀、解毒的功效。主治实热便秘、热结胸痞、湿热泻痢、黄疸、淋病、水肿腹满、小便不利、目赤、咽喉肿痛、口舌生疮、胃热呕吐、吐血、咯血、衄血、便血、尿血、蓄血、经闭、产后瘀滞腹痛、症瘕积聚、跌打损伤、热毒痈疡、丹毒、烫伤。

成分

大黄含有蒽醌衍生物的甙类和鞣酸及其相关物质。

 相宜食物

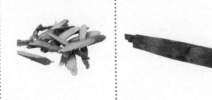

甘草
增强药效

肉桂
扶阳通便

 不宜食物

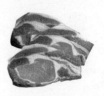

猪肉
大黄苦寒，猪肉多脂，酸寒滑腻，不宜同食

主治症	实热便秘、积滞腹痛、肠痈腹痛、上消化道出血等症。
选购	以个大、质坚实、气清香、味苦微涩的为佳。
贮存	置通风干燥处，防霉、防蛀。
适宜人群	湿热黄疸患者，目赤、咽肿者。
不宜人群	血虚气弱、脾胃虚寒、无实热者。

鱼腥草

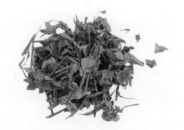

别名 臭菜、鱼鳞草、芩草。
性味 性微寒，味辛。
归经 归肝、肺经。

功效

鱼腥草所含的挥发油具有增强机体免疫功能、抗病原体、抗菌、抗病毒、抗炎、利尿、镇痛、镇静、抗惊、止血和抗癌等作用。

成分

鱼腥草含挥发油，其中有效成分为癸酰乙醛、月桂醛、丁香烯、樟醇、乙酸龙脑酯、α-蒎烯、莰烯、月桂烯、d-柠檬烯、甲基正壬基酮、癸醛、癸酸。

 相宜食物

母鸡肉
可用于肺痈、虚劳瘦弱、水肿等症

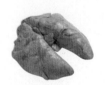

猪肺
可作为肺炎、肺虚咳嗽的辅助治疗

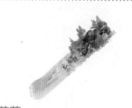

芹菜
清热润燥、利大小便

主治症	肺痈吐脓、痰热喘咳、热痢、热淋、痈肿疮毒等症。
选购	以叶多、色绿、有花穗、鱼腥气浓的为佳。
贮存	置通风干燥处，防蛀、防霉。
适宜人群	痰热喘咳者。
不宜人群	体质寒凉者。

土茯苓

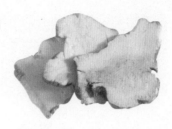

别名 白余粮、奇良、奇粮、仙遗粮、过冈龙、过山龙、红土苓、刺猪苓、冷饭团。

性味 性平，味甘、淡。

归经 归肝、胃、脾经。

功效

土茯苓具有除湿、解毒、通利关节的功效。可用于湿热淋浊、带下、痈肿、瘰疬、疥癣、梅毒及汞中毒所致的肢体拘挛、筋骨疼痛，还可用于急性菌痢、银屑病、牛皮癣等症。

成分

土茯苓根茎含皂苷、鞣质、树脂、生物碱、挥发油、植物甾醇、亚油酸及油酸等，还含有落新妇苷、异黄杞苷、琥珀酸、胡萝卜甙、棕榈酸、β-谷甾醇、糖、淀粉等。

 相宜食物、中药

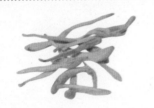

金银花
增强解毒之效

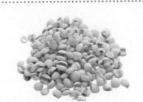

薏米
疏通血脉、降低胆固醇

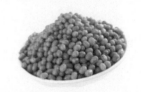

绿豆
祛湿热、解毒凉血

主治症	湿热淋浊、带下、疥癣、梅毒等症。
选购	以表面黄棕色、折断时有粉尘飞扬的为佳。
贮存	置通风干燥处，防蛀、防霉。
适宜人群	风湿性关节炎、腹痛、消化不良等患者。
不宜人群	肝肾阴亏者。

牡丹皮

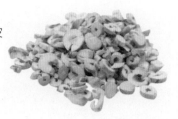

别名 粉丹皮、炒丹皮、丹皮炭、酒炒丹皮。
性味 性微寒，味苦、辛。
归经 归心、肝、肾经。

功效

牡丹皮具有清热凉血、活血散瘀的作用。可用于热入营血、高热舌绛、发斑出血、惊痫、骨蒸劳热、妇女瘀血经闭、跌打损伤、疮痈肿毒等症。牡丹皮含牡丹酚、牡丹酚苷、挥发油和植物甾醇等，具有降低血压的作用。还有镇痛、镇静、抗炎和解热的作用。

成分

牡丹皮鲜根含牡丹酚原甙，但在干燥及贮藏过程中易酶解成牡丹酚苷和一分子L-阿拉伯糖。根皮还含牡丹酚、芍药苷羟基芍药苷、苯甲酰羟基芍药苷等。

 相宜食物

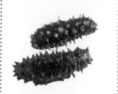
海参
滋阴、补血

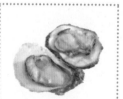
牡蛎
清虚热、保肝

 不宜食物

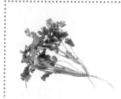
香菜
两者性味相反

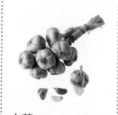
大蒜
两者性味功能不同

主治症	热入营血、发斑出血、妇女瘀血经闭等症。
选购	以条粗、肉厚、断面色黄白、粉性足的为佳。
贮存	放缸内盖紧，置干燥处，防霉。
适宜人群	高热舌绛、瘀血经闭者。
不宜人群	血虚有寒、月经过多者及孕妇。

五味子

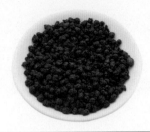

别名 五梅子、北五味子、玄及。
性味 性温，味酸、甘。
归经 归肺、心、肾经。

功效

五味子具有收敛固涩、益气生津、补肾宁心的功效。可用于肺虚喘嗽、自汗、盗汗、慢性腹泻、痢疾、遗精、神经衰弱、失眠健忘、四肢乏力、急慢性肝炎、视力减退以及孕妇临产子宫收缩乏力等症。

成分

五味子含挥发性成分、木脂素类和有机酸类，亦含柠檬醛、叶绿素、甾醇、维生素C、维生素E、糖类、树脂和鞣质。

 相宜食物

核桃仁
可用于肾虚耳鸣及神经衰弱

鳝鱼
可作为慢性肝炎的食疗方

桑葚
可作为酒后吐泻、虚汗者的食疗方

蜂蜜
可用于咳喘无痰、口燥咽干等症

冰糖
益阴生津、涩精止遗

主治症	肺虚喘嗽、慢性腹泻、遗精、急慢性肝炎等症。
选购	粒大、果皮呈紫红、肉厚、柔润的为佳。
贮存	置通风干燥处，防霉。
适宜人群	盗汗、烦渴及尿频者。
不宜人群	外有表邪，内有湿热及痧疹初发者。

山茱萸

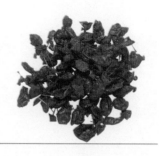

别名 芋肉、萸肉、山萸肉、枣皮、蜀枣、肉枣、药枣、鸡足。

性味 性微温，味酸、涩。

归经 归肝、肾经。

功效

山茱萸具有补益肝肾、涩精固脱的功效。可用于眩晕耳鸣、腰膝酸痛、阳痿遗精、遗尿尿频、崩漏带下、大汗虚脱、内热消渴等症。

成分

山茱萸中含挥发性成分、环烯醚萜类成分、鞣质和黄酮4大类成分。

 相宜食物

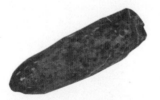

山药
可治小儿遗尿

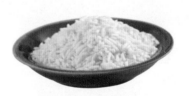

糯米
补益肝肾、收敛固涩

主治症	阳痿遗精、遗尿尿频、大汗虚脱、内热消渴等症。
选购	表面呈紫红色、肉质肥厚、味酸及涩的为佳。
贮存	置干燥通风处，防蛀、防霉。
适宜人群	肝肾不足、头晕目眩、耳鸣、腰酸者。
不宜人群	素有湿热、小便淋涩者。

防风

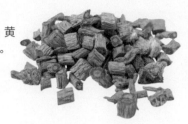

别名 北防风、青防风、关防风、黄防风、屏风、风肉、铜芸、茴芸。
性味 性温，味辛、甘。
归经 归膀胱、肝、脾经。

功效

防风具有解表祛风、除湿、止痉的功效。可用于感冒头痛、风湿痹痛、风疹瘙痒、破伤风等症。防风富含挥发油、甘露醇、多糖类，具有镇痛、镇静、抗炎作用。

成分

防风根含3-O-当归酰亥茅酚、

5-O-甲基齿阿密醇、β-谷甾醇、甘露醇以及木蜡酸为主的长链脂肪酸，尚含挥发油、前胡素和色原酮苷，还含升麻素及升麻素苷等。本药为光敏性中药，服用时注意避免日光照射，避免吃光敏性果蔬，以免引发光敏性皮炎。

 相宜食物

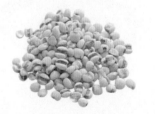

薏米
祛风除湿

 不宜食物

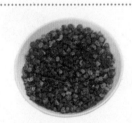

花椒
会使防风药性变得燥烈

主治症	感冒头痛、风疹瘙痒、破伤风等症。
选购	以条粗壮、断面皮部呈浅黄色者为佳。
贮存	置阴凉干燥处，防蛀、防霉。
适宜人群	风寒湿痹、肢节疼痛、筋脉挛急者。
不宜人群	阴虚火旺、血虚发痉者。

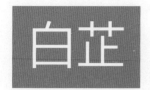

别名 川白芷、香白芷、杭白芷
性味 性温，味辛。
归经 归肺、脾、胃经。

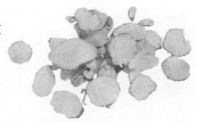

功效

　　白芷具有解表散风、通窍、止痛、燥湿止带、消肿排脓的功效。可用于外感风寒、阳明头痛、疮痈肿毒。白芷中所含的白芷素除了具有解热、镇痛、抗炎等作用，还能改善局部血液循环，消除色素在组织中过度堆积，促进皮肤细胞新陈代谢，进而达到美容的作用。

成分

　　白芷含有多种矿物质、维生素等营养成分及白芷醚、香柠檬丙酯、白芷素等药性成分。本药为光敏性中药，服用时注意避免日光照射，避免吃光敏性果蔬，以免引发光敏性皮炎。

 相宜食物

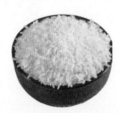

粳米
散风解表、止痛

 不宜食物

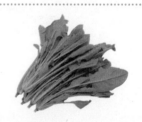

菠菜
易引起光敏性皮炎

主治症	外感风寒、阳明头痛、疮痈肿毒等症。
选购	以条粗壮、体重、质硬、香气浓郁的为佳。
贮存	置阴凉干燥处，防蛀、防霉。
适宜人群	感冒风寒、头痛、鼻塞者。
不宜人群	阴虚血热者。

辛夷

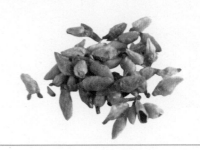

别名 辛夷花、春花、木笔花。
性味 性温，味辛。
归经 归肺、胃经。

功效

辛夷具有祛风通窍的功效。可用于鼻炎头痛、鼻塞流浊涕、齿痛。辛夷对鼻黏膜有收敛和保护作用，使分泌物减少、局部微血管扩张、循环改善，可促进分泌物吸收和炎症消退。辛夷局部应用，有抗炎和镇痛作用。辛夷花苞干燥粉末的提取物有降压作用。

成分

辛夷含挥发油，其中含柠檬醛、丁香油酚。根含木兰花碱，叶和果实都含芍药素的苷。

 相宜食物、中药

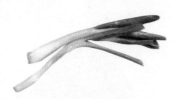

葱白
可作为慢性鼻炎患者的食疗方

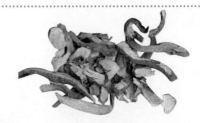

石菖蒲
治鼻塞

主治症	鼻炎头痛、鼻塞流浊涕、齿痛等症。
选购	以花蕾未开、身干、色绿、无枝梗的为佳。
贮存	放缸或箱内，置30℃以下干燥处，防霉变。
适宜人群	外感风寒，头痛鼻塞者。
不宜人群	阴虚火旺者。

五加皮

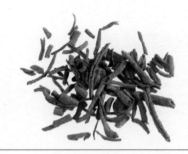

别名 五加参、刺五加
性味 性温，味辛、苦。
归经 归肝、肾经。

功效

五加皮能调节全身各器官系统的功能，使之趋于正常；能增强人体对有害刺激因素的抵抗力；并可增强体力与智力。还能增加冠脉血流量，改善心脏的供血状态，防止心肌缺血，平衡血压，并能刺激免疫体形成，延迟肿瘤发生，防止肿瘤转移。

成分

五加皮含挥发油（为4-甲基水杨醛等）、鞣质、棕榈酸、亚麻酸以及维生素A、维生素B_1。

 相宜食物、中药

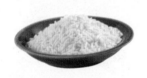

糯米
能祛风除湿、舒筋止痛

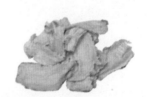

当归
养血健脾

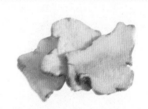

茯苓
养血健脾

主治症	风湿痹痛、小儿行迟、体虚乏力、水肿、脚气等症。
选购	以皮厚、块大、香气浓的为佳。
贮存	置干燥处，防霉，防蛀。
适宜人群	高血压、动脉硬化、肢体酸重、有瘀血者。
不宜人群	神经衰弱、阴虚火旺者。

苍术

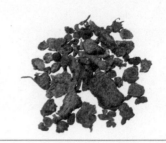

别名 赤术、青术、仙术。
性味 性温，味辛、苦。
归经 归脾、胃经。

功效

苍术具有抗缺氧、祛风、除湿、健胃的作用，也有促进食欲的功效。此外，苍术有明显的抗副交感神经介质乙酰胆碱引起的肠痉挛、促进肝蛋白的合成作用。还具有降血糖、镇静及抑菌消毒功效。

性状

苍术呈不规则连珠状或结节状，略弯曲，偶有分枝，长3~10厘米，直径1~2厘米。表面呈灰棕色，有皱纹、横曲纹及残留须根，顶端有残留茎基。

 相宜食物

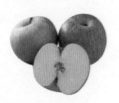

苹果
安眠养神、补中焦、益心气

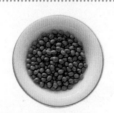

绿豆
利水消肿，清热解毒

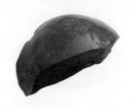

牛肝
养肝明目

主治症	风湿痹痛证、外感风寒挟湿之表证。
选购	以个大、质坚实、断面朱砂点多的为佳。
贮存	置阴凉干燥处，防虫蛀。
适宜人群	风寒湿痹，脚膝肿痛者。
不宜人群	阴虚内热、出血者。

厚朴

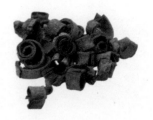

别名 川朴、川厚朴、姜厚朴、姜朴、厚皮。
性味 性温，味辛。
归经 归脾、胃、大肠经。

功效

厚朴具有行气化湿、温中止痛、降逆平喘的功效。可用于食积气滞、腹胀便秘、湿阻中焦、脘痞吐泻、痰壅气逆、胸满喘咳等症。

成分

厚朴的皮中含挥发油，其主要成分为厚朴酚。并且含少量生物碱、木兰箭毒碱、鞣质及微量烟酸。

 相宜食物

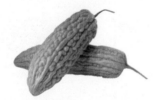

苦瓜
增强抗病毒能力

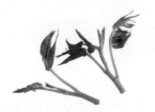

香椿
对肠炎、泌尿系统感染有辅助治疗的作用

主治症	中风、伤寒、感冒头痛、食积气滞等症。
选购	以皮厚、肉细、油性足、香气浓的为佳。
贮存	置通风干燥处，防蛀、防霉。
适宜人群	食积气滞、腹胀、便秘者。
不宜人群	孕妇。

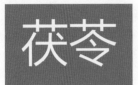

别名　云苓、松苓、茯灵。

性味　性平，味甘、淡。

归经　归心、肺、脾经。

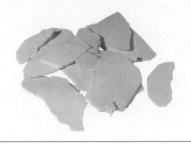

功效

茯苓具有渗湿利水、健脾和胃、宁心安神的功效。可用于小便不利、水肿胀满、痰饮咳逆、呕逆、恶阻、泄泻、遗精、健忘等症。

成分

茯苓含有树胶、甲壳质、蛋白质、固醇、卵磷脂、葡萄糖、乙酰茯苓酸、脂肪、茯苓聚糖分解酶、脂肪酸、腺嘌呤、组氨酸、胆碱、蛋白酶等成分。

 相宜食物

 不宜食物

马蹄
对鼻癌、胃癌、肝癌有辅助疗效

猪肝
可治疗贫血、头昏、目眩等症

猪舌
利水渗湿

鲤鱼
用于肝病或肾病引起的轻度水肿

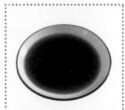

醋
削弱茯苓的药效

主治症	痰饮眩悸、心神不安、惊悸失眠等症。
选购	以体重坚实、外皮色棕褐、断面色白细腻的为佳。
贮存	置干燥处，防潮、防蛀、防霉。
适宜人群	水肿、尿少、脾虚食少及便溏泄泻者。
不宜人群	阴虚而无湿热、虚寒滑精者。

泽泻

别名 川泽泻、福泽泻、泽且、泽芝。
性味 性寒，味甘。
归经 归肾、膀胱经。

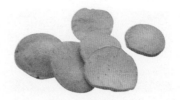

功效

泽泻主要含三萜类化合物、挥发油、生物碱、天门冬素、树脂等，有显著的利尿作用，能增加尿量、尿素与氯化物的排泄，对肾炎患者能起到较好的利尿作用。泽泻还有降压、降血糖的作用，还有抗脂肪肝的作用，对金黄色葡萄球菌、肺炎链球菌、结核杆菌也有抑制作用。

性状

本品呈类球形、椭圆形或卵圆形，表面呈黄白色或淡黄棕色，质坚实，断面呈黄白色，粉性，有多数细孔。

 相宜食物、中药

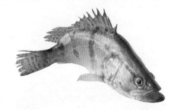

鳜鱼
能活血、化瘀、通窍

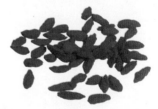

枸杞子
增强药效

主治症	用于小便不利、水肿胀满、泄泻尿少、高脂血症。
选购	以个大、色黄白、光滑、粉性足的为佳。
贮存	置干燥通风处，防蛀、防霉。
适宜人群	痰饮眩晕、热淋涩痛者。
不宜人群	肾虚精滑无湿热者。

冬瓜皮

别名 白瓜皮、白冬瓜皮、白皮。
性味 性凉，味甘。
归经 归脾、小肠经。

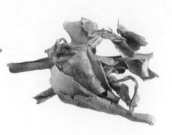

功效

冬瓜皮含的营养成分较少，能去掉体内过剩的脂肪，具有较强的通便作用。

性状

本品为不规则的碎片，常向内卷曲，大小不一。外表面呈灰绿色或黄白色，有白霜，有的较光滑，没有白霜。内表面较粗糙，有的可见筋脉状维管束。体轻，质脆，无臭，味淡。

 相宜食物

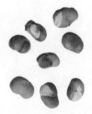

蚕豆
利水消肿

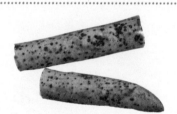

山药
可用于小儿水痘者食用

主治症	用于水肿胀满、小便短赤等症。
选购	以皮薄、大小均一、表面呈灰绿色、无臭的为佳。
贮存	置通风干燥处，防蛀、防霉。
适宜人群	小便不利、暑热口渴者。
不宜人群	因营养不良而致虚肿者慎用。

车前子

别名 江车前、打官司草子。
性味 性微寒，味甘。
归经 归肾、膀胱经。

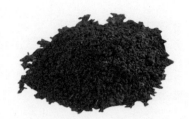

功效

　　车前子具有利尿作用，可增加尿素、尿酸、氯化钠的排泄，使气管、支气管分泌物增加，有祛痰作用。它还可降低血清胆固醇。

成分

　　车前子含月桃叶珊瑚苷、车前黏多糖、都桷子苷酸、车前子酸、琥珀酸、腺嘌呤、胆碱、脂肪油、β-谷甾醇、β-谷甾醇-3-O-β-D-吡喃葡萄糖苷。

 相宜食物

紫菜
清热利尿、渗湿通淋

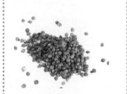
高粱
引热下行

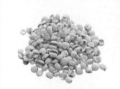
薏米
清热利湿

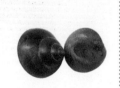
田螺
利水通淋、清热祛湿

主治症	水肿胀满、热淋涩痛、暑湿泄泻等症。
选购	以粒大、表面呈黄棕色、气微、味淡的为佳。
贮存	置通风干燥处，防潮、防蛀。
适宜人群	目赤肿痛、痰热咳嗽、小便不利者。
不宜人群	内伤劳倦，阳气下陷，肾虚精滑及内无湿热者。

附子

别名　泥附子。
性味　性大热，味甘、有毒。
归经　归心、肾、脾经。

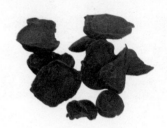

功效

附子可用于阴盛格阳、大汗亡阳、吐泻厥逆、肢冷脉微、心腹冷痛、冷痢、脚气水肿、风寒湿痹、阳痿、宫冷、虚寒吐泻、阴寒水肿、阳虚外感、阴疽疮疡以及一切沉寒痼冷之疾。

成分

附子中含有多种生物碱，其中最主要的有剧毒，在稀酸或沸水中其毒性逐渐降低。6月下旬至8月上旬采挖，除去母根、须根及泥沙，习称"泥附子"。加工炮制为盐附子、黑附子（黑顺片）、白附片、淡附片。属温里药。

 相宜食物

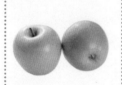

苹果
安眠养神、补中焦、益心气

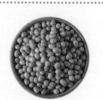

绿豆
利水消肿、清热解毒

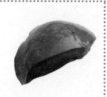

牛肝
养肝明目

 不宜中药

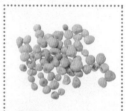

半夏
降低药效

主治症	虚寒性的阳痿宫冷、脘腹冷痛、泄泻、水肿等症。
选购	盐附子以个大、坚实、表面起盐霜的为佳。
贮存	置通风干燥处，防蛀、防霉。
适宜人群	阳虚、风寒湿痹、四肢厥逆患者。
不宜人群	阴虚内热者及孕妇。

仙茅

别名 地棕、独茅、山党参、仙茅参、海南参。
性味 性热，味辛，有毒。
归经 归肾、肝经。

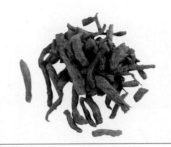

功效

仙茅具有温肾阳、壮筋骨的功效。可用于阳痿精冷、小便失禁、崩漏、心腹冷痛、腰脚冷痹、痈疽、瘰疬、阳虚冷泻、阳痿精寒、腰膝风冷、筋骨痿痹等症。

成分

仙茅是一种常用的中草药，但有毒，所以使用时要谨慎。仙茅的根茎中含有生物碱、黏液质（由甘露糖、葡萄糖、葡萄糖醛酸组成）以及树脂、脂肪、淀粉。

 不宜食物

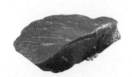

牛肉
助长火热之性

牛奶
仙茅性热味辛，与牛奶搭配阳过盛则伤体

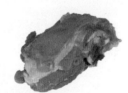

羊肉
增温燥之性

主治症	阳痿精冷、筋骨痿软、阳虚冷泻等症。
选购	以条粗、色黑、气香及味微辛、苦的为佳。
贮存	置通风干燥处，防霉，防蛀。
适宜人群	肾阳不足、腰膝冷痛及食欲不振者。
不宜人群	阴虚火旺者。

肉桂

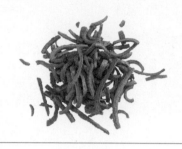

别名 玉桂、牡桂、菌桂、筒桂、大桂、辣桂。

性味 性大热，味辛、甘。

归经 归肾、脾、心、肝经。

功效

肉桂具有补火助阳、引火归源、散寒止痛、活血通经的功效。可用于阳痿、宫冷、心腹冷痛、虚寒吐泻、经闭、痛经等症。肉桂中所含的桂皮油有芳香性，有健胃作用，能刺激嗅觉，反射性地促进胃功能，亦能直接对胃黏膜有缓和的刺激作用，使分泌增加，蠕动增强。

成分

肉桂含有少量乙酸桂皮酯、乙酸苯丙酯、鞣质、黏液等，富含挥发性桂皮油，其主要成分为桂皮醛。

相宜食物

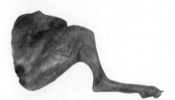

狗肉
补火助阳

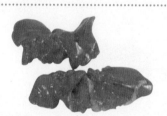

鸡肝
补肝肾，温肾阳

主治症	阳痿、宫冷、肾虚作喘、心腹冷痛、痛经等症。
选购	以未破碎、体重、外皮细、肉厚、断面色紫的为佳。
贮存	置阴凉干燥处，密闭保存。
适宜人群	畏寒怕冷、手脚发凉、胃寒冷痛者。
不宜人群	内热较重、舌红无苔、阴虚火旺者。

莱菔子

别名 老卜子、萝卜子。
性味 性平，味辛、甘。
归经 归肺、胃经。

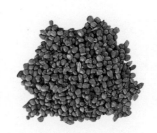

功效

莱菔子含有挥发油、生物碱，有抗菌、抗真菌、抗病毒、降压、增加回肠节律性收缩的作用，具有抑制胃排空的功效。莱菔子炒用，有降气祛痰的作用，适用于久咳痰喘实证；生用，能涌吐痰涎。

成分

莱菔子含挥发油和脂肪油，挥发油中含 β-己烯醛和 γ-己烯醇等；脂肪油中含多量芥酸、亚油酸、亚麻酸及芥酸甘油酯等；尚含莱菔素、莱菔苷。

 相宜食物

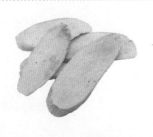

白芍
治痢疾

 不宜中药

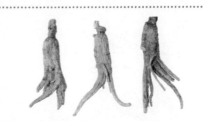

人参
两者同食，会降低药效

主治症	用于饮食停滞、大便秘结、积滞泻痢等症。
选购	以粒小、黄棕色、有油性、无臭及味淡的为佳。
贮存	置通风干燥处，防蛀。
适宜人群	腹胀、血压高者。
不宜人群	气虚、无食积及痰滞者。

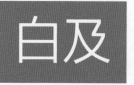

别名 白芨、白给、白根、白鸟儿
头、白鸡儿、百芨。
性味 性微寒，味苦、甘、涩。
归经 归肺经。

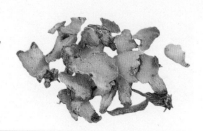

功效

白及块茎含黏液质、多种聚糖、挥发
油、淀粉等成分，对肝脏、横纹肌及皮肤创
伤有止血作用，可促进胃及十二指肠愈合，
对人型结核杆菌有显著抑制作用，还具有抗
肿瘤的功效。

性状

本品呈不规则扁圆形，表面灰白色或黄
白色，质坚硬，不易折断，断面呈类白色，
角质样。无臭，味苦，嚼之有黏性。

 不宜中药

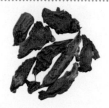 草乌 降低药效	 川乌 降低药效	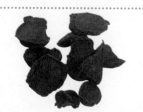 附子 降低药效

主治症	用于疮疡肿毒、皮肤皲裂、溃疡病出血等症。
选购	以个大、饱满、色白、质坚的为佳。
贮存	置通风干燥处，防霉，防蛀。
适宜人群	咳血吐血、外伤出血者。
不宜人群	外感风寒及内热壅盛者。

槐花

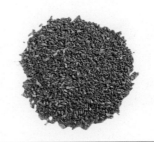

别名 槐蕊、槐米。
性味 性微寒，味苦。
归经 归肝、大肠经。

功效

槐花具有清热、凉血、止血、降压等功效。对吐血、尿血、痔疮出血、风热目赤、高血压病、高脂血症、颈淋巴结核、血管硬化、大便带血、糖尿病、视网膜炎、银屑病等有显著疗效，还可以驱虫、治咽炎。槐花能增强毛细血管的抵抗力，减少血管通透性。

成分

槐花含有较多的芸香苷，还含有槐花二醇、葡萄糖、芦丁、槲皮素、葡萄糖醛酸、维生素A和维生素C等成分。

 相宜食物

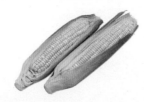

玉米
可作为高脂血症、冠心病患者的食疗方

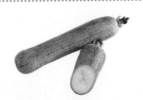

丝瓜
可用于泻痢便血、腹痛

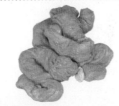

猪大肠
可作为痔疮便血患者的食疗方

主治症	血痢、崩漏、吐血、衄血、头痛眩晕等症。
选购	以个大、紧缩、色黄绿、无梗叶者为佳。
贮存	置于阴凉干燥处，防潮，防虫蛀。
适宜人群	便血、痔血、肝热目赤、眩晕患者。
不宜人群	脾胃虚寒、阴虚发热者。

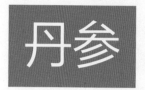

丹参

别名　赤参、红丹参、紫丹参。
性味　性微寒，味苦，无毒。
归经　归心、脾二经。

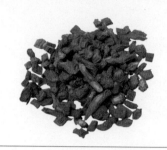

功效

丹参具有活血调经、祛瘀止痛、凉血消痛、清心除烦、养血安神的功效。丹参含脂溶性非醌类，能增加冠脉流量，扩张周围血管，降低血压，改善心肌缺血状况。对中枢神经系统有镇静、镇痛作用，能抑制结核杆菌、伤寒杆菌、大肠杆菌等多种细菌，还有一定的降血脂作用。

成分

丹参含有丹参酮、异丹参酮、鼠尾草酚、丹参酚、丹参酸甲酯、丹参新酮、原儿茶酸、维生素E等成分。

 相宜食物

 不宜中药

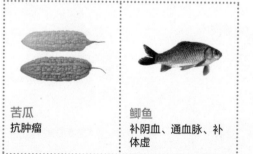

苦瓜
抗肿瘤

鲫鱼
补阴血、通血脉、补体虚

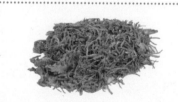

藜芦
性味不合、不宜共用

主治症	月经不调、经闭痛经、心烦不眠、心绞痛等症。
选购	条粗、色紫红的为佳。
贮存	置于干燥处，防潮，防蛀。
适宜人群	月经不调、产后瘀痛、失眠者。
不宜人群	孕妇。

红花

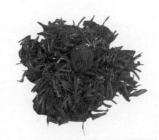

别名 红兰花、草红花、刺红花、杜红花、怀红花、淮红花。

性味 性温，味辛。

归经 归心，肝经。

功效

红花含有红花黄素，对子宫有明显的收缩作用，但大剂量会导致子宫痉挛。能增加冠脉血流量，降低冠脉阻力，降低血压。现代研究证明，红花还具有降低血清总胆固醇及甘油三酯含量的作用。干燥的红花经研粉加工后即为胭脂，是古时最常用的美容化妆品。

性状

本品为不带子房的管状花，表面为红黄色或红色。质柔软，气微香，味微苦。

 相宜食物

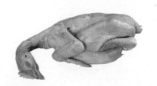

鸡肉
活血通脉

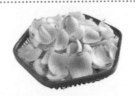

百合
活血化瘀、润肺止咳

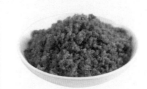

红糖
活血化瘀、调经止痛

主治症	用于痛经、闭经、跌打损伤、胃脘痛、胁痛等症。
选购	以花冠长、色红而鲜艳、质柔润的为佳。
贮存	置阴凉干燥处，防潮，防蛀。
适宜人群	血压高者、月经不调者。
不宜人群	孕妇、有出血倾向者。

川贝母

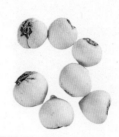

别名	象贝母、板贝、川贝。
性味	性微寒，味苦、甘。
归经	归肺、心经。

功效

川贝母具有降压、清热化痰、甘凉润肺、散结开郁等功效，适用于干咳少痰、阴虚痨嗽、瘰疬、疮痈肿毒、乳痈、肺痈、肺热燥咳和咯痰带血等症，常与天门冬、沙参、麦冬合用。

成分

川贝母富含贝母碱、去氢贝母碱及多种生物碱等成分。

 相宜食物

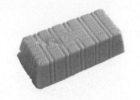

豆腐
清热润肺、化痰止咳

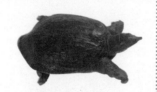

甲鱼
补肝益肾、养血润燥

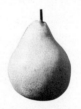

梨
滋阴润肺、止咳化痰

主治症	肺热燥咳、干咳少痰、咯痰带血等症。
选购	以质坚实、粉性足、色白的为佳。
贮存	川贝母易被虫蛀。宜低温、干燥贮存。
适宜人群	阴虚劳嗽者。
不宜人群	脾胃虚寒、寒痰、湿痰等病症患者。

半夏

别名 地文、守田、羊眼半夏、蝎子草、麻芋果、三步跳、和姑。
性味 性温，味辛，有毒。
归经 入脾、胃经。

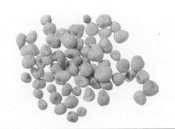

功效

半夏具有燥湿化痰、和胃止呕、消肿散结等功效，对湿痰咳喘、风痰眩晕、痰厥头痛、呕吐反胃、胸脘痞闷等病症有一定疗效。外用可消痈疽肿毒。

成分

半夏含 β-谷甾醇及葡萄糖苷，又含辛辣醇类、三萜烯醇、胆碱和多种氨基酸、生物碱，尚含微量挥发油、棕榈酸、异油酸、亚麻油酸、硬脂酸、淀粉及黏液质。

 相宜食物

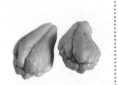

佛手瓜
预防心血管疾病

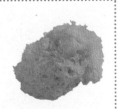

银耳
增强机体抗肿瘤的能力

 不宜中药

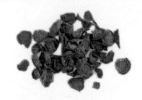

乌头
二者性味不合，不宜同用

主治症	痰多咳嗽、痰饮眩悸、呕吐反胃、胸脘痞闷等症。
选购	以色白、质坚实、粉性足的为佳。
贮存	置通风干燥处，防蛀，防霉。
适宜人群	风痰眩晕、呕吐反胃者。
不宜人群	阴亏燥咳、热痰、血证者。

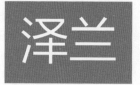

别名 地瓜儿苗、地笋、虎兰、
虎蒲、龙枣。
性味 性微温，味苦、辛。
归经 归肝、脾经。

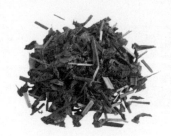

功效

泽兰含挥发油、鞣质、黄酮苷、皂苷、葡萄糖苷、树脂、酚类、氨基酸类、有机酸、泽兰糖等成分，具强心作用和抑菌作用，对铜绿假单胞菌、金黄色葡萄球菌、白色葡萄球菌、白喉杆菌、肺炎球菌、伤寒杆菌、痢疾杆菌等有较强的抑制作用。

性状

本品茎呈方柱形，少分枝。表面为黄绿色或带绿色，质脆，断面呈黄白色，上表面为黑绿色，下表面为灰绿色。无臭，味淡。

 相宜食物

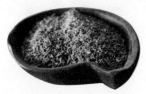

绿茶
活血散瘀、健胃舒气

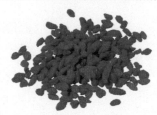

枸杞子
增强药效

主治症	用于月经不调、经闭、痛经、产后瘀血、腹痛水肿等症。
选购	以根茎粗壮、黄绿色、无臭、味淡的为佳。
贮存	置通风干燥处，防霉，防蛀。
适宜人群	月经不调者。
不宜人群	无瘀血者。

罗汉果

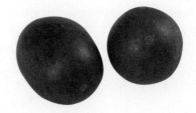

别名 拉汗果、假苦瓜。
性味 性凉，味甘。
归经 归肺、脾经。

功效

从罗汉果块根中分离得到的葫芦烷型的四环三萜酸有明显的抗癌作用，还能祛痰、镇咳、平喘。另外，还发现罗汉果水提取物有保肝、抗炎、增强免疫力的活性功效。

成分

罗汉果含罗汉果甜苷，较蔗糖甜300倍，另含果糖、氨基酸、黄酮等。

 相宜食物

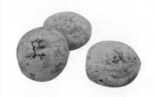

柿饼
清热润肺、化痰止咳

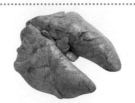

猪肺
清热化痰、润肺止咳

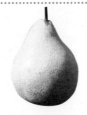

梨
滋阴润肺、止咳化痰

主治症	用于咽痛失音、肺热咳嗽、肠燥便秘等症。
选购	以球形、褐色、果皮薄、易破、味甜的为佳。
贮存	置干燥处，防霉，防蛀。
适宜人群	肺火燥咳者。
不宜人群	外感风寒及肺寒咳嗽者。

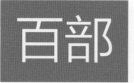

别名 白部根。
性味 性微温，味甘、苦。
归经 归肺经。

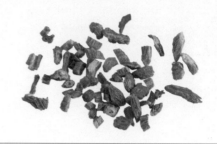

功效

百部具有润肺下气、止咳、杀虫的功效。可用于新久咳嗽、肺痨咳嗽、百日咳等；外用于头虱、体虱、蛲虫病、阴部瘙痒。

成分

百部含有的主要成分包括霍多林碱、直立百部碱，是一种常用的中草药。

 相宜食物、中药

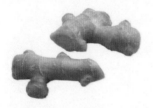

生姜
宣肺散寒、止咳化痰

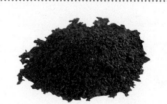

车前子
化痰止咳

主治症	百日咳、肺痨咳嗽、滴虫性阴道炎等症。
选购	以根粗壮、质坚实、色黄白的为佳。
贮存	置阴凉干燥处，防霉，防蛀。
适宜人群	老少皆宜。
不宜人群	大便溏泻者。

石菖蒲

别名 建菖蒲、香菖蒲、菖蒲。
性味 性温，味辛、苦。
归经 归心、胃经

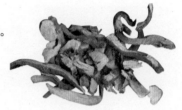

功效

石菖蒲含有挥发油、氨基酸、有机酸等，均具有镇静、抗惊厥的作用，还有很强的解痉功效。并可促进消化液的分泌，现代医学还发现石菖蒲对几种常见致病菌有抑制作用。

性状

本品呈扁圆柱形，多弯曲，表面呈棕褐色或灰棕色，粗糙，质硬，断面纤维性。气芳香，味苦、微辛。

 相宜食物

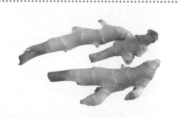

生姜
可用于霍乱呕逆、手足厥冷的辅助治疗

 不宜食物

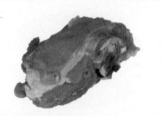

羊肉
两者功效相反

主治症	用于脘痞不饥、噤口痢、神昏癫痫等症。
选购	以条粗、断面呈类白色、香气浓的为佳。
贮存	置通风干燥处，防霉，防蛀。
适宜人群	浊痰蒙心、健忘、耳聋者。
不宜人群	阴虚血热者。

鸡内金

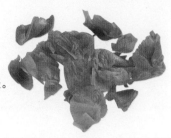

别名 鸡肫皮。
性味 性平，味甘。
归经 归脾、胃、小肠、膀胱经。

功效

　　鸡内金具有健脾胃、助消化的功效。可以促进胃液分泌，提高胃酸度及消化力，使胃蠕动功能明显增强，胃排空加快。

成分

　　鸡内金是指家鸡的砂囊内壁，系消化器官，用于研磨食物，该品为传统中药之一。鸡内金内含胃激素、角蛋白等。

 相宜食物

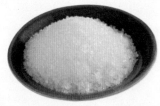

白糖
能健胃消食

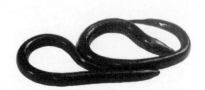

鳝鱼
可用于小儿营养不良

主治症	用于食积胀满、泻痢、疳积、消渴、遗尿等症。
选购	以个大、色黄、完整少破碎者为佳。
贮存	置阴凉干燥处，防蛀。
适宜人群	腹胀、呕吐反胃者。
不宜人群	脾虚无积者。

橘红

别名 芸皮、芸红。
性味 性温，味辛、苦。
归经 归肺、脾经。

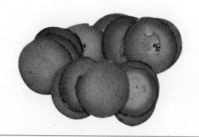

功效

橘红具有散寒、燥湿、利气、消痰的功效。可用于风寒咳嗽、喉痒痰多、食积伤酒、呕恶痞闷等症。

片，边缘皱缩卷曲，质脆易碎，气味芳香。橘红指去橘络后的橘皮。为芸香科植物福橘或朱橘等多种橘类的未成熟或近成熟的干燥的外层红色果皮部分。

性状

橘红干燥的外层果皮呈黄棕色或橙红色，有光泽，外形呈长条形或不整齐纸状薄

 相宜食物、中药

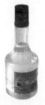
白酒
可用于慢性鼻炎、气滞血瘀者

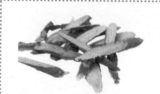
甘草
治脾胃不和

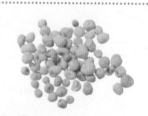
半夏
治头眩心悸

主治症	用于风寒咳嗽、喉痒痰多、食积伤酒等症。
选购	以片大、色红、油润者为佳。
贮存	置于干燥处，防霉，防蛀。
适宜人群	喉痒痰多者。
不宜人群	阴虚燥咳、腹部寒冷、经常腹泻者。

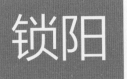

锁阳

别名 锈铁锤、地毛球、锁燕。
性味 性温，味甘。
归经 归脾、肾、大肠经。

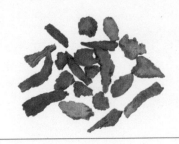

功效

锁阳具有补肾虚、润肠燥的功效。可用于阳痿、尿血、血枯便秘、腰膝痿弱等症。

成分

锁阳含有滋阴壮阳的多种成分。其呈扁圆柱形，微弯曲，长5～15厘米，直径1.5～5厘米。表面呈棕色或棕褐色，粗糙，具明显纵沟及不规则凹陷，有的残存三角形黑棕色鳞片。体重，质硬，难折断，断面呈浅棕色或棕褐色，有黄色三角状维管束。

 相宜食物

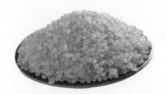

大米
补益肝肾，强壮腰膝

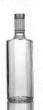

白酒
益精血，通便

主治症	用于阳痿、尿血、血枯便秘、腰膝痿弱等症。
选购	以体重，质硬者为佳。
贮存	置通风干燥处，防霉，防蛀。
适宜人群	肾虚阳痿、早泄、腰膝软弱无力的中老年人。
不宜人群	大便溏薄者、性功能亢进者。

白茅根

别名 甜草根、地节根。
性味 性寒，味甘。
归经 归肺、胃、膀胱经。

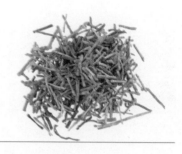

功效

白茅根具有清暑解渴、消食止泻的功效，对尿道炎、咯血、鼻出血、急性肾炎、急性肾盂肾炎、膀胱炎，小便出血、高血压、急性传染性黄疸型肝炎、小儿麻疹以及急性发热性患者烦热口渴等病症有明显的疗效。

成分

白茅根含有木糖、蔗糖、枸橼酸、葡萄糖、果糖、草酸、苹果酸、钾盐等。

 相宜食物

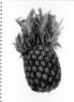					
菠萝 清热解暑、消食止泻	生姜 可用于治疗劳伤性尿血	白萝卜 可用于治疗矽肺	菠菜 清热凉血	荠菜 可用于小儿麻疹的食疗	莲藕 可用于尿血等症

主治症	用于吐血、尿血、水肿、黄疸、胃热呕哕、咳嗽等症。
选购	以体轻、质韧的为佳。
贮存	置干燥通风处，防霉，防蛀。
适宜人群	高血压、小便不利、热病烦渴者。
不宜人群	脾胃虚寒、腹泻便溏者。

金樱子

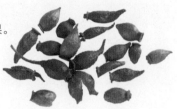

别名 山石榴、糖罐子、糖刺果。
性味 性平，味酸涩。
归经 归肾、膀胱、大肠经。

功效

金樱子能固精缩尿止带，促进胃液分泌、帮助消化，且对肠黏膜有收敛作用，能减少分泌，制止腹泻。煎剂对金黄色葡萄球菌、大肠杆菌、铜绿假单胞菌、痢疾杆菌等有抑制作用。

性状

金樱子富含柠檬酸、苹果酸、维生素C、鞣质、树脂、皂苷等成分，又含丰富的糖类，如果糖、还原糖、蔗糖以及少量淀粉。

 相宜食物、中药

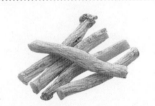

党参
可用于脾肾亏虚，泄泻下痢

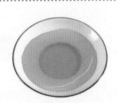

蜂蜜
可用于早泄滑精、神疲乏力

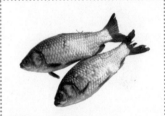

鲫鱼
健脾补虚、固精止泻

主治症	自汗盗汗、滑精早泄、白带过多、子宫脱垂、腹泻等症。
选购	以粒大、质脆的为佳。
贮存	置通风干燥处，防蛀，防霉。
适宜人群	肺虚喘咳、遗尿滑精、脾虚泻痢者。
不宜人群	感冒发热、糖尿病、便秘及实火邪热者。

薄荷

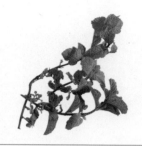

别名 番荷菜、升阳菜、野薄荷、夜息香、南薄荷。
性味 性凉，味甘、辛。
归经 归肺、肝经。

功效

薄荷具有疏散风热、清利头目、发汗退热、祛风止痒、芳香辟秽的功效，可用于治疗风热感冒、头痛、口疮、风疹、麻疹、目赤、喉痹、胸肋胀闷等病症。

成分

薄荷叶主要含挥发油，其中含有薄荷醇、薄荷酮、乙酸薄荷酯、柠檬烯、异薄荷酮、蒎烯、薄荷烯酮、树脂、鞣质、迷迭香酸等成分。

 相宜食物

桑葚
可用于肝肾阴亏、津亏血少等症

马齿苋
清心明目

西瓜
提神健脑

粳米
可用于外感风热、发热头痛等症

 不宜食物

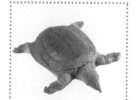
甲鱼
两者性味、功能相反

主治症	用于感冒发热、头痛、咽喉肿痛、下痢等症。
选购	以色绿的为佳。
贮存	置阴凉通风处，防霉，防蛀。
适宜人群	外感风热、头痛目赤、咽喉肿痛者。
不宜人群	汗多表虚、阴虚血燥体质者。

荷叶

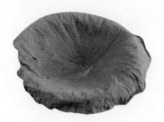

别名 莲叶、藕叶、干荷叶。
性味 性平，味苦、涩。
归经 归肝、脾、胃经。

功效

荷叶有清热解毒、凉血、止血的作用，另外荷叶还有降血脂的作用。荷叶碱是荷叶中提取的生物碱，荷叶碱可扩张血管，清热解暑，有降血压的作用，同时还是减肥的良药。

成分

荷叶含莲碱、荷叶碱等多种碱类物质，另含槲皮苷、莲苷、酒石酸、鞣质及葡萄糖酸。荷叶多折成半圆形或扇形，展开后呈类圆形，直径20～50厘米，全缘或稍呈波状。

 相宜食物

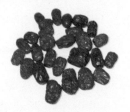

红枣
益气养血

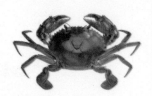

螃蟹
清热解暑，升清降浊

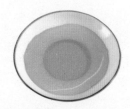

蜂蜜
清暑解毒

主治症	高脂血症、动脉硬化、脂肪肝、便血等症。
选购	以叶大、整洁、色绿者为佳。
贮存	置通风干燥处，防蛀，防霉。
适宜人群	眩晕、水肿、暑湿者。
不宜人群	胃寒疼痛、体虚气弱者。

天门冬

别名 天冬、明天冬。
性味 性寒，味甘、苦。
归经 归肺、肾经。

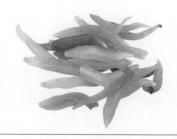

功效

　　天门冬是一种凉性滋养药，具有润肺、滋阴、生津止渴、润肠通便的功效。天门冬煎剂对炭疽杆菌、甲型及乙型溶血性链球菌、白喉杆菌、类白喉杆菌、肺炎双球菌、白色葡萄球菌及枯草杆菌均有不同程度的抑菌作用。

成分

　　天门冬含天门冬素、黏液质、β-谷甾醇及5-甲氧基甲基糖醛。所含苦味成分为甾体皂苷，由菝葜皂苷元、鼠李糖、木糖和葡萄糖组成。

 不宜食物

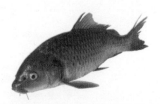

鲤鱼
降低药效

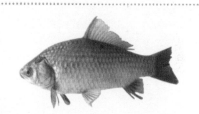

鲫鱼
降低药效

主治症	肺燥干咳、虚劳咯血、手足烦热、咽喉肿痛等症。
选购	以肥满、致密、黄白色、半透明者为佳。
贮存	置阴凉干燥处，防霉，防蛀。
适宜人群	咳嗽吐血、肺痿、肺痈者。
不宜人群	风寒、咳嗽、腹泻、食少者。

牛蒡子

別名　牛子、大力子。
性味　性寒，味辛、苦。
归经　归肺、胃经。

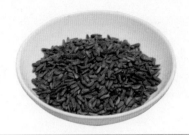

功效

牛蒡子内服可解毒、消炎、排脓。根内服可增强新陈代谢，促进血液循环，通经。叶外用有显著消炎、镇痛效果。现代研究表明，牛蒡子还可用于防治糖尿病、肾病。牛蒡果实含牛蒡苷，经水解生成的牛蒡苷元具有抗癌活性。

成分

牛蒡子含牛蒡苷与异牛蒡酚（异牛蒡酚经处理后可生成牛蒡酚），还含25%~30%的脂肪油（主要成分为花生酸，也有少量硬脂酸、棕榈酸、亚油酸）。

 相宜食物、中药

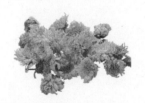
菊花
清热祛风、凉肝泻肺

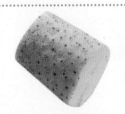
山药
可治脾胃不健，肺气虚弱

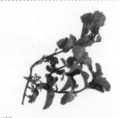
薄荷
可治外感风热

主治症	咳嗽痰壅、咽喉肿痛、疮疡斑疹等症。
选购	以粒大饱满、外皮呈黄褐色者为佳。
贮存	置阴凉通风处，注意防鼠。
适宜人群	风热感冒、咳嗽多痰者。
不宜人群	脾虚泄泻者。

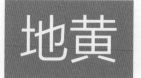

别名 婆婆奶、生地菜。
性味 性寒，味甘、苦。
归经 归心、肝、肾经。

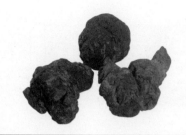

功效

　　地黄具有滋阴补肾、养血补血、凉血的功效。有强心利尿、解热消炎、促进血液凝固和降低血糖的作用。地黄依照炮制方法分为：鲜地黄、干地黄与熟地黄。鲜地黄为清热凉血药；熟地黄则为补益药。

成分

　　地黄中含有地黄素、甘露醇和维生素类物质。

 相宜食物

莲藕
滋阴、补脾、养血

芋头
益胃宽肠、补益肝肾

豇豆
养阴、润燥、生津

 不宜食物

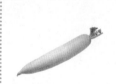

白萝卜
降低药效

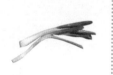

葱白
降低药效

主治症	用于高血压、关节炎、传染性肝炎等症。
选购	以块根肥大、味甜者为佳。
贮存	置阴凉通风处，防霉，防蛀。
适宜人群	口干渴、阴伤便秘、肾阴不足者。
不宜人群	脾虚腹泻、胃虚食少者。

威灵仙

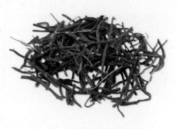

别名 铁脚威灵仙、百条根、老虎须、铁扇（手旁）帚。
性味 性温，味辛、咸、有毒。
归经 归膀胱经。

功效

威灵仙具有祛风除湿、通络止痛、消痰水、散癖积的功效。可用于痛风顽痹、风湿痹痛、肢体麻木、腰膝冷痛、筋脉拘挛、屈伸不利、脚气、疟疾、症瘕积聚、破伤风、扁桃体炎、诸骨鲠咽等症。

成分

威灵仙根含有白头翁素、白头翁醇、甾醇、皂苷及糖类。

 相宜食物

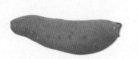

红薯
润泽肌肤、延缓衰老、增强免疫力

 不宜食物

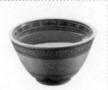

茶
两者性味相反

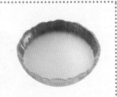

面汤
两者功效相反

主治症	用于痛风顽痹、风湿痹痛、肢体麻木等症。
选购	以中空、质脆的为佳。
贮存	置干燥处，防霉，防蛀。
适宜人群	风湿痹痛、肢体麻木、关节屈伸不利者。
不宜人群	气血亏虚者。

板蓝根

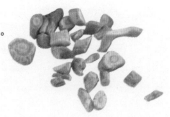

别名 靛青根、蓝靛根、大青根。
性味 性寒，味苦。
归经 归肝、胃经。

功效

板蓝根具有清热、解毒、凉血、利咽的功效。可用于温毒发斑、高热头痛、大头瘟、舌绛紫暗、丹痧、丹毒、痄腮、喉痹、疮肿、痈肿、水痘、麻疹、肝炎、流行性感冒、流脑、乙脑、肺炎、神昏吐衄、咽肿、火眼、疮疹等症，可防治流行性乙型脑炎、急慢性肝炎、流行性腮腺炎、骨髓炎。

成分

板蓝根内含有多种矿物质及抗病毒物质。

 不宜食物

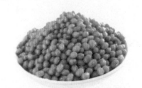
绿豆
易引起腹泻

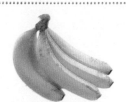
香蕉
易引起腹泻

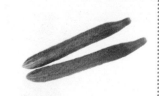
黄瓜
易引起腹泻

主治症	用于温毒发斑、高热头痛、大头瘟等症。
选购	板蓝根以平直、坚实、粉性大、粗壮者为佳。
贮存	置干燥处，防潮，防霉，防蛀。
适宜人群	急性热病，心烦口渴，口疮咽痛者。
不宜人群	体虚而无实火热毒者。

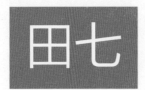

别名　三七。
性味　性温，味甘、微苦。
归经　归肝、胃经。

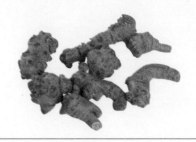

功效

田七具有散瘀止血、消肿定痛的功效，可用于治疗衄血、便血、崩漏、咯血、吐血、外伤出血、胸腹刺痛等症。

成分

田七中含有谷甾醇、人参皂苷、胡萝卜苷、黄酮苷、淀粉、蛋白质、油脂等成分。

性状

田七是五加科植物三七的干燥根。其主根呈类圆锥形或圆柱形，表面呈灰褐色或灰黄色，有断续的纵皱纹及支根痕，顶端有茎痕，周围有瘤状突起。

 不宜食物

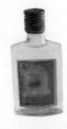

白酒
降低药效

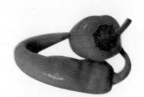

辣椒
降低药效

主治症	痢疾、腹泻、喉炎、劳伤、红肿疼痛、痛痒等症。
选购	以个大、体重、质坚、表面光滑的为佳。
贮存	置阴凉干燥处，防蛀，防霉。
适宜人群	内、外出血，胸腹刺痛者。
不宜人群	血虚无瘀者及孕妇。

地骷髅

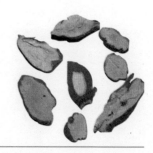

别名 老萝卜头、枯萝卜、空莱菔、仙人骨、老人头、地枯萝、气萝卜。
性味 性平，味甘。
归经 归肺、肾二经。

功效

地骷髅具有宣肺化痰、消食、利水的功效。可用于咳嗽多痰、食积气滞、脘腹痞闷胀痛、水肿喘满、噤口痢疾等症。

成分

地骷髅含脂肪油、莱菔素、芥子碱、辛烯醛、邻苯二甲酸丁二酯。地骷髅为十字花科植物莱菔的老根，经晒干而成。在种子成熟后，连根拔起，剪除地上部分，取根用水洗净后晒干。

 不宜食物、中药

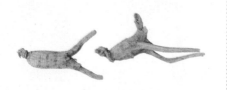
人参
会产生不良反应

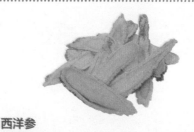
西洋参
降低药效

主治症	用于咳嗽多痰、食积气滞、水肿喘满等症。
选购	以身干、色淡黄、肉白、质轻者为佳。
贮存	置于干燥处，防蛀，防霉。
适宜人群	感冒时咳嗽多痰及慢性支气管炎患者。
不宜人群	体弱气虚者。

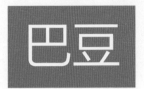

别名 巴菽。
性味 性热，味辛，有大毒。
归经 归胃、大肠经。

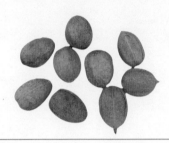

功效

巴豆具有温肠泻积、逐水消胀、消宿食、化积滞以及涤荡肠胃中的沉寒痼冷的功效。可外疗疮疡、破积解毒。此外，巴豆内服有峻泻作用，有很强的杀虫抗菌能力。

成分

巴豆中含40%~60%的巴豆油，有强烈的致泻作用，另外还含有巴豆毒素（一种毒性蛋白）、巴豆苷、精氨酸、赖氨酸、解酯酶、生物碱等。

 相宜食物

 不宜中药

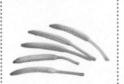

黄花菜
预防便秘

西红柿
抗氧化，防癌

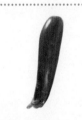

茄子
预防心血管疾病

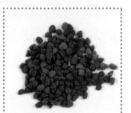

牵牛子
药性不合

主治症	用于胸腹胀满急痛、血瘕、痰癖、水肿等症。
选购	以粒大、饱满、种仁黄白色者为佳。
贮存	置于阴凉通风处，防蛀，防霉。
适宜人群	宿食积滞者。
不宜人群	无寒实积滞、体虚者及孕妇。

决明子

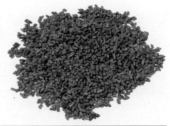

别名 草决明、马蹄草、马蹄决明、假绿豆。
性味 性微寒，味苦、甘、咸。
归经 入肝、肾、大肠经。

功效

决明子具有益肾清肝、明目通便的功效，常用于治疗白内障、青光眼、视网膜炎、视神经萎缩、眼结膜炎等疾病。还能抑制葡萄球菌生长及降压、降血脂、降胆固醇、收缩子宫，对防治血管硬化与高血压也有明显的效果。

成分

决明子含决明素、决明内酯、维生素A、大黄酚、大黄素、大黄酸、大黄素蒽酮等。

 相宜食物

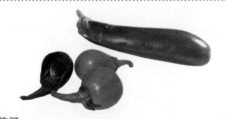

茄子
清肝降逆、润肠通便

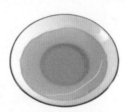

蜂蜜
治疗便秘

主治症	用于肝炎、高血压、小儿疳积、风热眼痛等症。
选购	以颗粒饱满、色绿棕者为佳。
贮存	置于阴凉通风处，防蛀，防霉。
适宜人群	肾虚、便秘、体胖者。
不宜人群	脾胃虚寒、体质虚弱、大便溏泄者。

覆盆子

别名　小托盘、复盆子、覆盆。
性味　性温，味甘、酸。
归经　归肝、肾经。

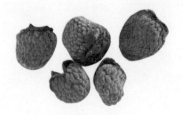

功效

　　覆盆子具有益肾、固精、缩尿的功效。可用于肾虚遗尿、小便频数、阳痿早泄、遗精滑精等症。覆盆子含有大量的儿茶素类和抗氧化黄酮，具有很强的抗氧化能力，可清除体内自由基，强化血管，预防心血管疾病和癌症。覆盆子还是天然的减肥良药，含有的烯酮素，能够加速脂肪的代谢燃烧，效果比辣椒素强3倍。

成分

　　覆盆子含有机酸、糖类及少量维生素C。

 相宜食物、中药

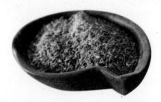

绿茶
生津止渴，降火明目

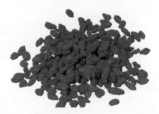

枸杞子
可治肝肾亏损，精血不足

主治症	用于阳痿早泄、遗精滑精、宫冷不孕等症。
选购	以表面为黄绿色、体轻、质硬、气微的为佳。
贮存	置通风干燥处，防蛀，防霉。
适宜人群	肝亏虚、阳痿、不孕不育、视物不清者。
不宜人群	肾虚火旺、小便短赤者及孕妇。

石黄皮

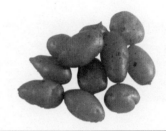

别名 肾蕨、篦子草、蜈蚣草、圆羊齿。
性味 性微凉，味甘淡、微涩。
归经 归肝、肺、肾经。

功效

石黄皮具有清热利湿、润肺止咳、软坚消积、消肿解毒等功效。可用于黄疸、淋浊、小便涩痛、痢疾、疝气、乳痈、瘰疬、支气管炎、小儿疳积及烫伤、刀伤等。石黄皮果实含有18种氨基酸和多种人体需要的微量元素，具有消腻开胃、增进食欲的功效。

小常识

石黄皮多生于林下溪边的石隙中，药用球形块茎或全草。

 相宜食物

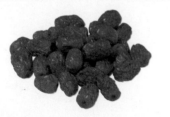

红枣
滋阴补阳，补血

 不宜食物

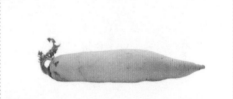

白萝卜
降低药效

主治症	用于感冒发热、小儿疳积、泌尿系感染等症。
选购	以鲜品为佳。
贮存	置阴凉潮湿处。
适宜人群	感冒发热、肺结核咯血、肠炎腹泻者。
不宜人群	孕产妇。

韭菜子

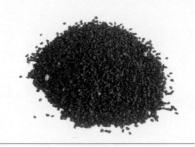

別名 韭子、炒韭菜子。
性味 性温，味辛、甘。
归经 归肾、肝经。

功效

韭菜子具有温补肝肾、壮阳固精的功效。可用于阳痿遗精、腰膝酸痛、遗尿尿频、白浊带下等症。

成分

成熟种子呈扁卵形或半卵形，长2～4毫米，宽1.5～3毫米，表面呈黑色，一面突起，粗糙，有细密网状皱纹，另一面微凹，皱纹不显。顶端钝，基部略尖，可见一点状突起的种脐。质硬，气特异，味微辛。

 相宜食物

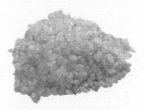

粳米
补肾暖腰、固精缩尿

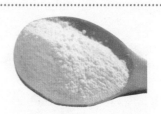

面粉
温补肝肾、助阳固精

主治症	用于阳痿、遗精、白带白淫、遗尿、小便频数等症。
选购	以色黑、饱满、无杂质的为佳。
贮存	放缸内，置干燥处，防霉，防蛀。
适宜人群	阳痿、遗精、遗尿、腰膝酸软者。
不宜人群	阴虚火旺者。

西药

在我国的饮食烹饪中，中药材被广泛使用。食物中添加中药材，能让食物更美味，中药材的药性也有利于健康。

青霉素

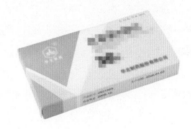

别名 青霉素G、盘尼西林、配尼西林、青霉素钠。
适宜人群 破伤风、中耳炎、咽炎患者。
不宜人群 有青霉素类药物过敏或皮试阳性者。

功效

青霉素主要可用于以下病症的治疗：

①溶血性链球菌感染，如咽炎、扁桃体炎、猩红热、丹毒、蜂窝织炎和产褥热等。

②肺炎链球菌感染，如肺炎、中耳炎、脑膜炎和菌血症等。

③炭疽、破伤风、气性坏疽等梭状芽孢杆菌感染。

 不宜食物、药物

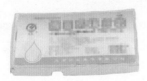

氯霉素
会影响青霉素的抗菌活性

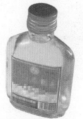

白酒
易引发不良反应

氯霉素

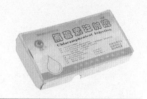

适宜人群 伤寒、副伤寒、脑膜炎患者。

不宜人群 肝肾功能不佳者及孕产妇。

功效

氯霉素是抑菌性广谱抗生素，通过抑制细菌蛋白质合成而产生抑菌作用，对大多数革兰阴性菌和阳性菌有效，且对革兰阴性菌抑菌作用较强；特别是对伤寒、副伤寒杆菌作用最强；对流感杆菌、百日咳杆菌、痢疾杆菌的抑菌作用亦强；对大肠杆菌、肺炎杆菌、变形杆菌、铜绿假单胞菌亦有抑制作用；对立克次体、沙眼衣原体也有效；对革兰阳性菌的抑菌作用不及对青霉素和四环素。因有严重的毒副作用，氯霉素一般不用于轻度感染，主要用于伤寒、副伤寒和其他沙门氏菌属感染，可与氨苄西林合用于流感嗜血杆菌性脑膜炎。

简介

氯霉素是由委内瑞拉链丝菌产生的抗生素。氯霉素的化学结构含有对硝基苯基、丙二醇与二氯乙酰胺三个部分，分子中还含有氯。其抗菌活性主要与丙二醇有关。氯霉素的抗菌作用机制是与核蛋白体50S亚基结合，抑制肽酰基转移酶，从而抑制蛋白质合成。氯霉素为白色针状或微带黄绿色的针状、长片状结晶或结晶性粉末，味苦。在甲醇、酒精、丙酮、丙二醇中易溶。在干燥时稳定，在弱酸性和中性溶液中较稳定，煮沸也不见分解，遇碱类易失效。

 不宜食物、中药

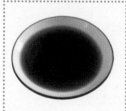

醋
药效会降低

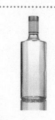

白酒
引发双硫仑样反应

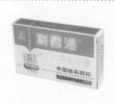

红霉素
同用可发生拮抗作用

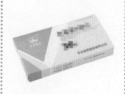

青霉素
有干扰作用

红霉素

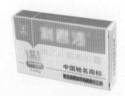

别名 威霉素、福爱力、新红康。
适宜人群 支原体肺炎、皮肤软组织感染等患者。
不宜人群 孕妇及哺乳期妇女。

功效

临床主要用于链球菌、肺炎球菌、耐药金葡菌的严重感染，如脓毒败血症、化脓性脑膜炎、骨髓炎等症。此外，红霉素对支原体、放线菌、螺旋体、立克次体、衣原体、奴卡菌、少数分枝杆菌和阿米巴原虫也有抑制作用。金黄色葡萄球菌对本品易耐药。

简介

红霉素由链霉素所产生，是一种碱性抗生素。其游离碱供口服用，乳糖酸盐供注射用。此外，尚有琥珀酸乙酯（琥乙红霉素）、酯的十二烷基硫酸盐（依托红霉素）供药用。红霉素为白色或类白色的结晶或粉末，无臭，味苦，微有引湿性。

 不宜食物、中药

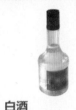
白酒
易引发不良反应

氨茶碱
易出现副反应

阿莫西林

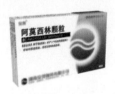

别名 安莫西林、安默西林。
适宜人群 伤寒、泌尿系统感染、皮肤软组织感染等患者。
不宜人群 青霉素过敏及青霉素皮肤试验阳性患者。

功效

阿莫西林可用来治疗伤寒、其他沙门菌感染者；还可以用于敏感细菌所致的泌尿系统感染及肺炎球菌、不产青霉素酶金葡菌、溶血性链球菌和流感杆菌所致的耳、鼻、喉感染和软组织感染等。

简介

阿莫西林是一种最常用的青霉素类广谱 β -内酰胺类抗生素，为一种白色粉末，半衰期约为61.3分钟。在酸性条件下稳定，胃肠道吸收好。阿莫西林杀菌作用强，穿透细胞壁的能力也强。是目前应用较为广泛的口服青霉素之一，其制剂有胶囊、片剂、颗粒剂、分散片等。

 不宜食物

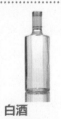
白酒
降低药效

醋
降低药效

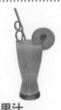
果汁
影响药物吸收

阿司匹林

别名 醋柳酸、巴米尔、力爽、塞宁、东青。

适宜人群 头痛、牙痛、痛经、感冒、风湿性关节炎等患者。

不宜人群 孕产妇、有过敏史或哮喘者、痛风患者、肝肾功能衰退者。

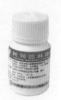

功效

阿司匹林主要有以下功效：

1.阿司匹林可缓解轻度或中度的钝痛，如头痛、牙痛、神经痛、肌肉痛及痛经，也用于感冒、流感等，可退热。

2.阿司匹林为治疗风湿热的首选药物，用药后可解热、减轻炎症，使关节症状好转，血沉下降。

简介

阿司匹林是一种历史悠久的解热镇痛药，诞生于1899年。是医药史上三大经典药物之一。阿司匹林为硬胶囊，内为白色颗粒。

不宜食物

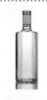

白酒 影响药效

咖啡 影响药效

菠菜 易引起光敏性皮炎

头孢菌素

别名 先锋霉素。

适宜人群 细菌感染患者。

不宜人群 对此药物过敏者。

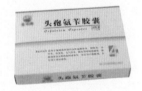

功效

头孢菌素类为杀菌药，抗菌作用机理与青霉素类相似，抗菌谱广，对多数革兰阳性细菌，如葡萄球菌、肺炎球菌、链球菌、白喉杆菌、炭疽杆菌、梭状芽孢杆菌等均有较强的抑制作用，但肠球菌常耐药。

简介

头孢菌素类抗生素是一种广谱半合成抗生素。诞生于1945年，目前已发展到第四代，共有近60个品种。虽然头孢菌素不良反应少，安全性较高，但由于其品种繁多，仍须警惕其毒性反应，并及时防范，肾脏损害是主要防范的毒性反应之一。

不宜食物

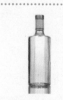

白酒 会发生双硫仑样反应

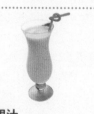

果汁 降低药效

甲硝唑

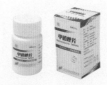

 别名 灭滴灵、甲硝哒唑、甲硝基羟乙唑、灭滴唑。

适宜人群 口腔厌氧菌感染者。

不宜人群 孕产妇、血液病患者。

功效

甲硝唑用于治疗阿米巴病，对组织内及肠腔内阿米巴滋养体有很强的杀灭作用，同时甲硝唑也是一味良好的抗厌氧菌类药物，对所有致病厌氧菌均有明显的抗菌作用，甲硝唑能与病菌蛋白质结合，干扰蛋白质的合成，从而起到杀菌作用。

简介

甲硝唑为白色或微黄色的结晶或结晶性粉末，片剂为白色或类白色片。有微臭，味苦而略咸。本品在乙醇中略溶，在水或氯仿中微溶，在乙醚中极微溶解。

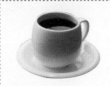

👎 **不宜食物**

咖啡
咖啡可以刺激神经末梢，同食会增加肝肾负担

白酒
甲硝唑类抗生素可抑制酒精的氧化分解，使酒精在体内过量蓄积，导致戒酒硫样反应

磺胺药

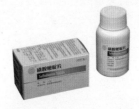

适宜人群 上呼吸道感染、肠道感染等患者。

不宜人群 磺胺药过敏者、巨幼细胞性贫血患者、儿童。

功效

磺胺药抗菌谱较广，对于多种球菌、如脑膜炎双球菌、溶血性链球菌、肺炎球菌、葡萄球菌、淋球菌，及某些杆菌、如痢疾杆菌、大肠杆菌、变形杆菌、鼠疫杆菌都有抑制作用，对某些真菌（如放线菌）和疟原虫也有抑制作用。

简介

磺胺药为比较常用的一类药物，具有抗菌谱广、可以口服、吸收较迅速、较为稳定、不易变质等优点，有的能通过血脑屏障渗入脑脊液。

👎 **不宜食物**

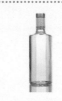

白酒
可引发双硫仑样反应

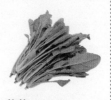

菠菜
易引发光敏性皮炎

呋喃唑酮

别名 痢特灵。

适宜人群 急性肠胃炎患者。

不宜人群 过敏者、孕妇及哺乳期妇女。

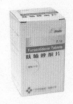

功效

呋喃唑酮主要用于敏感菌所致的细菌性痢疾，肠炎，霍乱，也可以用于伤寒、副伤寒、贾第鞭毛虫病、滴虫病等。与制酸剂等药物合用可治疗幽门螺杆菌所致的胃窦炎。

简介

呋喃唑酮为黄色粉末或结晶性粉末，无臭，初无味后微苦，极微溶于水及乙醇，微溶于氯仿，不溶于乙醚，易溶于二甲基甲酰胺及硝基甲烷中。呋喃唑酮是治疗痢疾、肠炎的常用药，为呋喃类合成抗生素。治疗急性肠胃炎有时一片即能见效，价廉效高、广受欢迎。

 相宜食物

 不宜食物

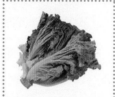

生菜
利五脏、通经脉、开胸膈

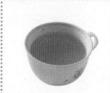

茶
会出现不良反应

利福平

别名 甲哌利福霉素、利米定。

适宜人群 麻风患者、非结核分枝杆菌感染患者。

不宜人群 肝功能不全者、孕产妇。

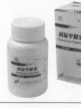

功效

利福平对结核杆菌和其他分枝杆菌（包括麻风杆菌等），在宿主细胞内外均有明显的杀菌作用，对脑膜炎球菌、流感嗜血杆菌、金黄色葡萄球菌、表皮链球菌、肺炎军团菌等也有一定的抗菌作用，对某些病毒、衣原体也有效。

简介

本品是利福霉素类的半合成抗生素，为砖红色结晶性粉末，无味，对热较稳定，可溶于甲醇、醋酸乙酯和氯仿，水中溶解度随pH值不同而异。能抑制细菌DNA转录合成RNA。除作为抗生素应用外，在分子生物学中可用作从细菌中去除质粒的试剂。

 不宜食物

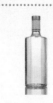

白酒
会产生不良反应

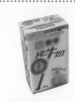

牛奶
分解药效

多酶片

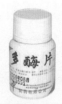

适宜人群 食欲减退消化不良者。
不宜人群 对此药物过敏者。

功效

促进消化，增进食欲。

简介

多酶片为肠溶衣与糖衣的双层包衣片，内层为胰酶，外层为胃蛋白酶。多酶片是复方药品，其主要成分为胰蛋白酶不少于160国际单位，胰脂肪酶不少于200国际单位，胰淀粉酶不少于1900国际单位，胃蛋白酶不少于48国际单位。辅料为淀粉、糊精、硬脂酸镁、蔗糖。

👎 不宜食物

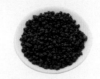

五味子
易形成不被吸收的物质

茶
影响药效

维生素A

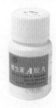

别名 视黄醇。
适宜人群 发育不良的儿童，皮肤干燥、夜盲者、角结膜十燥者。

功效

维生素A能保持身体内部和外部皮肤健康所必需的营养物质，维持正常视觉功能，是夜视必需的营养物质。维生素A有抗呼吸系统感染作用，有助于呼吸系统功能保持正常；能保持组织或器官表层的健康；有助于祛除老年斑，促进发育，强壮骨骼，维护皮肤、头发、牙齿、牙床的健康。

简介

维生素A是所有β-紫萝酮衍生物的总称。一种在结构上与胡萝卜素相关的脂溶性维生素。有维生素A醇及胡萝卜素两种。与类胡萝卜素不同，维生素A具有很好的多种全反式视黄醇的生物学活性，为某些代谢过程，特别是视觉的生化过程所必需。维生素A为板条状黄色结晶，溶于脂肪、油和无水酒精、甲醇，不溶于水。

👍 相宜食物

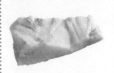

猪肉
促进维生素A吸收

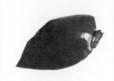

猪肝
补充维生素A

维生素B$_1$

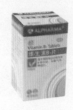

别名 硫胺素、抗神经炎素。
适宜人群 消化不良者、小肠系统疾病患者。

功效

维生素B$_1$能够积极参与机体正常糖代谢；帮助消化，特别是碳水化合物的消化；改善精神状况，维持神经组织、肌肉、心脏活动的正常；减轻晕动病；可缓解牙科手术后的痛苦；有助于对带状疱疹的治疗。本品可用于维生素B$_1$缺乏症的预防和治疗（又称脚气病），还可用于周围神经炎及消化不良，甲状腺功能亢进，烧伤，长期慢性感染等。

简介

维生素B$_1$为白色结晶或结晶性粉末，微带酵母气味，味苦，有引湿性，易溶于水，在碱性溶液中容易分解变质。在酸性溶液中稳定，pH值增至5时，稳定性渐减，遇氢氧化物即失效；遇光或与铜、铁、锰金属离子接触，则加速氧化而减效。

维生素B$_2$

别名 核黄素、维生素G。
适宜人群 孕产妇，长期使用电脑的人群。

功效

维生素B$_2$能促进生长发育，它参与细胞的生长代谢，是机体组织代谢和修复的必需营养素，还可以强化肝功能、调节肾上腺素的分泌，保护皮肤毛囊黏膜及皮脂腺的功能。临床上用于治疗维生素B$_2$缺乏所引起的疾病，如口角炎、舌炎、脂溢性皮炎、阴囊炎等。

简介

维生素B$_2$为黄色或橙黄色结晶性粉末，味微苦，水溶性，容易消化和吸收，在酒精和水中溶解度均小。维生素B$_2$为两性化合物，易溶于酸和碱，在碱性溶液中或受光影响极易变质。但耐热性能较强，加热至120℃，经6小时，仅有轻微分解。

 相宜食物

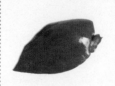

猪肝
富含维生素B$_2$

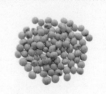

黄豆
富含维生素B$_2$

维生素B₆

別名 吡哆素。
不宜人群 维生素B₆缺乏的患者，服用避孕药、异烟肼者。

功效

维生素B₆可用于动脉硬化、脂溢性脱发、总胆固醇偏高、膀胱炎、低血糖症、精神障碍、肌肉失调、神经障碍及面部油腻、怀孕初期的呕吐、肥胖、手术后呕吐、对太阳光敏感等。

简介

维生素B₆为白色结晶性粉末，无臭，味酸苦，易溶于水，能溶于乙醇。在碱性溶液中维生素B₆遇光或高温时均易被破坏，在酸性溶液中较稳定，与硼酸作用可生成络合物。维生素B₆在酵母菌及肝脏、谷粒、肉、鱼、蛋、豆类、花生中含量较多。

 相宜食物　　 **不宜食物**

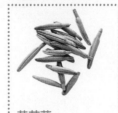

黄花菜
增强和改善大脑功能

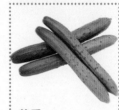

黄瓜
含硼食物影响吸收

维生素B₁₂

別名 钴胺素、氰钴胺。
适宜人群 贫血及末梢神经病变患者。
不宜人群 对此药物过敏者。

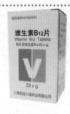

功效

维生素B₁₂的主要生理功能是参与制造骨髓红细胞，防止恶性贫血，防止大脑神经受到破坏。以辅酶的形式存在，可以增加叶酸的利用率，促进碳水化合物、脂肪和蛋白质的代谢。具有活化氨基酸和促进核酸的生物合成的作用，可促进蛋白质的合成，对婴幼儿的生长发育有重要作用。

简介

维生素B₁₂为深红色结晶或结晶性粉末，无臭、无味，引湿性强，在水或酒精中略溶，在丙酮、氯仿中不溶。其水溶液呈红色，温度过高或消毒时间过长均可使之分解。

 不宜食物、药物

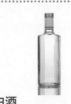

白酒
能损伤胃黏膜

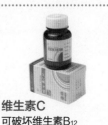

维生素C
可破坏维生素B₁₂

维生素C

别名 L-抗坏血酸。
适宜人群 容易疲倦者、脸有色斑者、坏血病患者、白内障患者。
不宜人群 肾功能较差者。

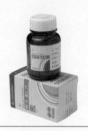

功效

维生素C可用于坏血病、各种急慢性传染性疾病及紫癜等辅助治疗。也可用于慢性铁中毒、特发性高铁血红蛋白血症、肝硬化、急性肝炎等病症的治疗。维生素C对缺铁性贫血的治疗有重要作用，对巨细胞性贫血的治疗有一定作用。

简介

维生素C是一种水溶性维生素。食物中的维生素C被人体小肠上段吸收。一旦吸收，就分布到体内所有的水溶性结构中。正常情况下，维生素C绝大部分在体内经代谢分解成草酸或与硫酸结合生成抗坏血酸-2-硫酸由尿排出，另一部分可直接由尿排出体外。

👍 **相宜食物**

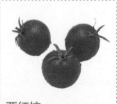

西红柿
富含维生素C

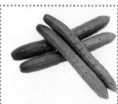

黄瓜
富含维生素C

维生素D

别名 钙化醇、麦角甾醇、麦角骨化醇。
适宜人群 维生素D缺乏者。

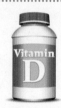

功效

维生素D主要用于维持骨骼的强壮。它能够调节钙、磷代谢，促进钙、磷吸收。缺乏时，儿童可产生佝偻病，全身代谢障碍，发育不良；成人可产生骨质软化症，孕妇和哺乳期妇女更为明显。

简介

维生素D为白色结晶或粉末，味酸无臭，易溶于水，略溶于酒精。维生素D又称阳光维生素、抗佝偻病维生素。维生素D是脂溶性维生素的一种，以维生素D_2和维生素D_3较为重要。主要来自食物和阳光（紫外线可以作用于皮肤中的油脂以制造出维生素D，然后被吸收入人体内）。

👍 **相宜食物**

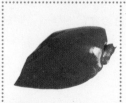

猪肝
富含维生素D

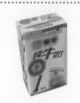

牛奶
含钙丰富

维生素E

别名 生育酚。

适宜人群 心血管疾病、帕金森病患者，孕妇，中老年人。

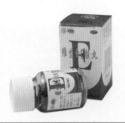

功效

维生素E主要具有抗氧化功效。作为机体内的脂类抗氧化剂，它可以预防脂肪在组织中产生有毒的脂类过氧化物。维生素E能抑制不饱和脂肪酸的过氧化物的过氧化作用，从而起到抗衰老作用。维生素E的抗氧化作用还表现在它能增强机体对氧的利用率及心肌对低氧的耐受性，因此对动脉粥样硬化、冠心病具有良好的疗效。

简介

维生素E为黄色或金黄色黏稠透明油状液，遇光颜色变深，不溶于水，易溶于无水乙醇及其他有机溶剂。易被氧化，这种氧化可因光的照射、热、碱以及一些微量元素如铁及铜的存在加速。在酸性环境中比在碱性环境中稳定，在无氧条件下对光、热、碱也较为稳定。

 相宜食物

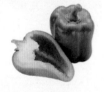

青椒
促进药物的吸收

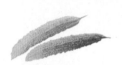

苦瓜
促进机体新陈代谢

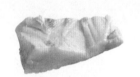

猪肉
促进维生素E吸收

 不宜食物、药物

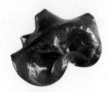

黑木耳
影响维生素E的吸收

复方氢氧化铝片
影响维生素E在胃中的吸收

维生素K₃

别名 甲萘醌。

适宜人群 大量出血者、新生儿。

不宜人群 肝功能不佳者。

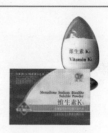

功效

维生素K₃为维生素类止血药，参与肝脏内凝血酶原及凝血因子的合成。作用较其他维生素K类药迅速而持久。用于低凝血酶原血症、维生素K缺乏病、阻塞性黄疸及胆管手术前、新生儿出血、香豆素类药应用过量所致出血等。

小常识

维生素K₃为白色或类白色结晶性粉末，味苦，无臭或微有醋酸味。不溶于水，微溶于酒精，易溶于沸酒精。

 不宜食物

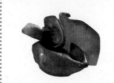

黑木耳
含妨碍血液凝固的成分

山楂
降低药效

咖啡因

适宜人群 偏头痛患者。

不宜人群 消化性溃疡患者、孕妇。

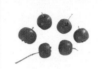

功效

咖啡因为中枢兴奋药中的清醒药，能提高细胞内环磷腺苷的含量。小剂量能兴奋大脑皮质，振奋精神，改善思维活动，解除疲劳感，提高工作效率，提高对外界的感应性。大剂量则可兴奋呼吸中枢和血管运动中枢，增加呼吸频率和深度。此外，还可增加肾小球的血流量，减少肾小管对钠离子的重吸收，故亦具有利尿作用。

简介

咖啡因最早是从咖啡豆中提取得到的，其后在茶叶中亦有发现。咖啡因是一种生物碱，适度地使用有祛除疲劳、兴奋神经的作用，临床上用于治疗神经衰弱和昏迷。

 不宜食物

牛奶
影响药效

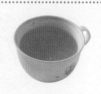

茶
影响药效

氯氮

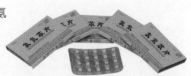

别名 利眠宁、氯氮草、甲氨二氮草。
适宜人群 失眠者。
不宜人群 孕产妇、老年人。

功效

氯氮具有镇静、催眠、抗焦虑、抗惊厥及减轻中枢性肌肉松弛的作用，常用于治疗焦虑性和强迫性神经官能症、神经衰弱、睡眠障碍、情绪障碍、高血压头痛等。也可用于酒精中毒及痉挛（如伤风和各种脑膜炎所致的抽搐发作）。与抗癫痫药合用，可抑制癫痫大发作，对小发作也有效。

简介

氯氮为淡黄色结晶性粉末，无臭，味苦。在乙醚、氯仿或二氯甲烷中溶解，在水中微溶。

 不宜食物

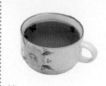

茶 降低药效

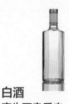

白酒 产生不良反应

利舍平

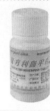

别名 利血平、寿比安、血安平、蛇根碱。
适宜人群 高血压患者。
不宜人群 胃及十二指肠溃疡患者及孕妇。

功效

利舍平主要作用为影响交感神经末梢中递质——去甲肾上腺素的转运过程，致使去甲肾上腺素的贮存耗尽，妨碍交感神经冲动的传递，因而使血管舒张、血压下降、心率减慢，对中枢神经有安定作用。主要用于早期轻、中度高血压，降压作用缓慢而持久。

简介

利舍平是由夹竹桃科植物萝芙木的根中所提取、分离的一种生物碱。利舍平为白色或淡黄褐色结晶或结晶性粉末，无臭，无味，遇光色渐变深，其溶液变色更快。不溶于水、乙醇，易溶于氯仿。

 不宜食物

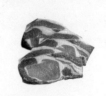

猪肉 影响药物的作用

白酒 使血管骤然扩张，血压急剧下降

可的松

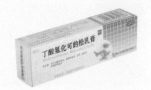

别名 考的松、皮质素。

适宜人群 剥脱性皮炎、神经性皮炎、湿疹患者。

不宜人群 肝功能不良者。

功效

可的松主要用于各种急性严重细菌感染、严重过敏性疾病、结缔组织病、风湿病、类风湿关节炎、肾病综合征、严重支气管哮喘、血小板减少性紫癜、粒细胞减少症、急性淋巴性白血病、各种肾上腺皮质功能不全症等。

简介

可的松为白色结晶性粉末，无臭，初无味，随后有持久的苦味。在氯仿中易溶，在丙酮或二氧六环中略溶，在酒精或乙醚中微溶，在水中不溶。

 不宜食物、药物

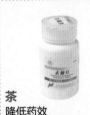

茶
降低药效

白酒
产生不良反应

地塞米松

别名 氟美松、氟甲强地松龙、德沙美松。

适宜人群 皮肤过敏者。

不宜人群 溃疡病、血栓性静脉炎、活动性肺结核患者。

功效

地塞米松的抗炎作用及控制皮肤过敏的作用比泼尼松更显著，而对减轻水钠潴留和促进排钾的作用较轻微，对垂体、肾上腺皮质的抑制作用较强。具有抗炎、抗过敏、抗风湿、免疫抑制作用，主要用于治疗严重细菌感染和严重过敏性疾病、各种血小板减少性紫癜、粒细胞减少症、严重皮肤病、器官移植的免疫排斥反应、肿瘤及对糖皮质激素敏感的眼部炎症等。

简介

本品为白色或类白色结晶或结晶性粉末，无臭，味微苦。在丙酮中易溶，在甲醇或无水乙醇中溶解，在乙醇或氯仿中略溶，在乙醚中极微溶解，在水中不溶。

 不宜食物、药物

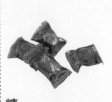

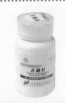

糖
导致血糖升高

索米痛片（去痛片）
产生不良反应

甲状腺素

适宜人群 甲状腺功能减退者。
不宜人群 糖尿病、冠心病患者。

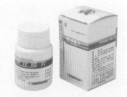

功效

甲状腺素主要用于防治黏液性水肿、克汀病及其他甲状腺功能减退症，有时也用于粉刺、肢端动脉痉挛症和便秘的治疗。由于本品能抑制垂体促甲状腺素的释放，从而可用于治疗甲状腺癌，对乳腺癌、卵巢癌也有一定的疗效。

简介

甲状腺素微有肉臭味，不溶于水和酒精等普通有机溶剂，溶于含有无机酸或碱的酒精，也溶于氢氧化碱和碳酸碱溶液。

在其酸性酒精溶液中加入亚硝酸钠，加热即呈黄色，再加过量氨水即变为粉红色。含化合碘为0.27%～0.33%。主要成分为甲状腺，尚含有少量碘塞罗宁及双碘酪氨酸。

 相宜食物

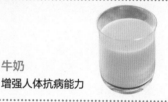

牛奶
增强人体抗病能力

拜唐苹

别名 阿卡波糖片。
适宜人群 糖尿病患者。
不宜人群 肠胃功能不佳者、过敏者，肾功能不全者。

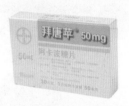

功效

拜唐苹可有效抑制食物中多糖物质的分解，使糖的吸收相应减缓，因而拜唐苹可以抑制饭后血糖浓度的增高，是糖尿病患者常用的一种临床药品。由于小肠内糖吸收的减缓和大肠内糖的调节吸收，使一天内血糖浓度平稳，平均值下降。

简介

拜唐苹为口服降血糖药，其降糖作用的机制是抑制小肠壁细胞和寡糖竞争，而与 α -葡萄糖苷酶可逆性地结合，抑制酶的活性，从而延缓碳水化合物的水解，造成肠道对葡萄糖的吸收缓慢，抑制餐后血糖的升高。拜唐苹为类白色或淡黄色片。

 不宜食物

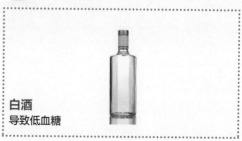

白酒
导致低血糖

硫酸庆大霉素

别名 瑞贝克。
适宜人群 感染性疾病、慢性胃炎患者。
不宜人群 肾功能不全者。

功效

硫酸庆大霉素与抗溃疡药物合用可治疗消化性溃疡之幽门螺杆菌感染，另可用于轻型急性肠炎治疗。临床上用于金葡菌、铜绿假单胞菌、大肠杆菌、痢疾杆菌、克雷白杆菌、变形杆菌和其他敏感菌所引起的败血症、呼吸道感染、胆道感染、化脓性腹膜炎、颅内感染、泌尿系统感染及菌痢等疾患。

各种革兰阴性细菌及革兰阳性细菌都有良好的抗菌作用，对各种肠杆菌科细菌，如大肠埃希菌、克雷伯菌属、变形杆菌属、沙门菌属、志贺菌属、肠杆菌属、沙雷菌属及铜绿假单胞菌等有良好抗菌作用。硫酸庆大霉素缓释片为白色或类白色片。

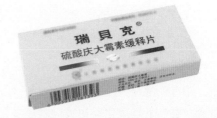

简介

硫酸庆大霉素为氨基糖苷类抗生素，对

 不宜食物、药物

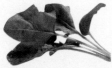

菠菜
易引发光敏性皮炎

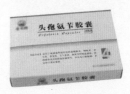

头孢菌素
增加肾毒性

硫酸阿米卡星

适宜人群 呼吸道及肺部感染者。
不宜人群 过敏者、肾功能减退者、孕妇及老年人。

功效

硫酸阿米卡星为半合成氨基糖苷类抗生素，抗菌谱与庆大霉素相似，对金葡菌、铜

绿假单胞菌、大肠杆菌及变形杆菌等均有抑制作用。对其他氨基糖苷类抗生素耐药菌株亦有显抑制作用，临床上主要用于敏感菌引

起的肾盂肾炎、泌尿系统感染、呼吸道及肺部感染、败血症等。阿米卡星不宜用于单纯性泌尿系统感染初治病例，除非致病菌对其他毒性较低的抗菌药均不敏感。

素，为白色或类白色结晶性粉末。几乎无臭、无味。本品在水中易溶，在酒精中几乎不溶。

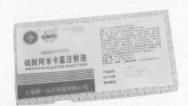

简介

硫酸阿米卡星是一种氨基糖苷类抗生

不宜食物、药物

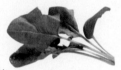

菠菜
易引发光敏性皮炎

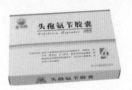

头孢菌素
增加肾毒性

环丙沙星

适宜人群 泌尿系统感染、眼部感染、皮肤软组织感染者。

不宜人群 过敏者、肝肾功能不全者、儿童、孕产妇。

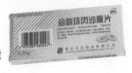

功效

环丙沙星的临床用途较诺氟沙星广，用于泌尿系统感染、肠道感染、淋病等外，尚可用以治疗由流感杆菌、大肠杆菌、肺炎杆菌、奇异变形杆菌、普通变形杆菌、普罗菲登菌、摩根杆菌、铜绿假单胞菌、阴沟肠杆菌、弗劳地枸橼杆菌、葡萄球菌属（包括耐甲氧西林株）等引起的骨和关节感染、皮肤软组织感染和肺炎、败血症等。

简介

环丙沙星经人体代谢分解后主要分布于胆汁、黏液、唾液、骨以及前列腺中，但在

脑脊髓中浓度较低。本品可在肝脏部分被代谢，并经肾脏存于尿中，可在尿中保持较高药物浓度。

不宜食物

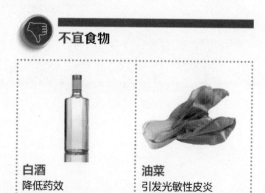

白酒
降低药效

油菜
引发光敏性皮炎

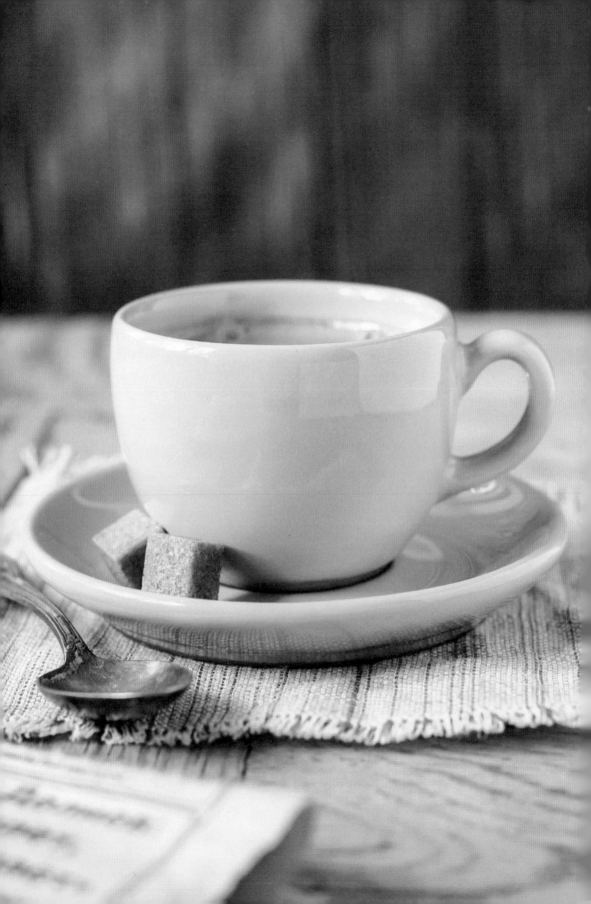

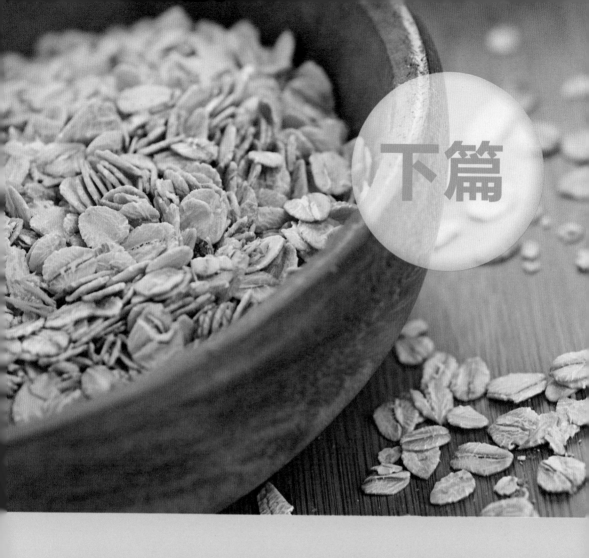

病症与食物
的相宜不宜

内科病症

内科病症的主要特点是多呈进行性发展，病情复杂多变，以药物治疗为主，心理治疗为辅。由于病程一般较长，故饮食调理就显得十分重要。

流行性感冒

病症简介

流行性感冒是由流感病毒引起的急性呼吸道感染，传染性强、传播速度快。主要通过空气中的飞沫、接触被污染物传播。

临床表现

起病急，潜伏期为数小时或长至4天；高热，体温可达39~40℃，伴畏寒，一般持续2~3天；全身中毒症状重，如乏力、头痛、头晕、全身酸痛；持续时间长，体温正常后乏力等；呼吸道卡他症状轻微，常有咽痛、鼻塞、流涕等；少数有恶心、呕吐、腹泻、腹痛等。

致病原因

流行性感冒是由病毒感染引起的。带有流感病毒颗粒的飞沫（直径一般小于10μm）进入呼吸道后，病毒的神经氨基酸酶破坏神经氨酸，使黏蛋白水解，糖蛋白受体暴露，最终合成新的病毒。

 相宜食物

以抗炎、抗病毒为主，辅以清热、生津作用的食物

花菜

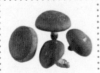

香菇

李子

柚子

胡萝卜

草莓

苹果

黄瓜

木耳

苦瓜

不宜食物

辛辣刺激、油腻、燥热助火的食物

桂圆　　青枣　　荔枝　　海参　　花椒

 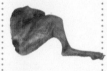 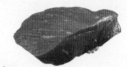

胡椒　　狗肉　　羊肉　　牛肉

咳嗽

病症简介 咳嗽是呼吸系统疾病最常见的症状之一。当呼吸道黏膜受到异物、炎症、分泌物或过敏性因素等刺激时，即反射性地引起咳嗽。

病症类型 风寒型咳嗽，风热型咳嗽，气虚型咳嗽，阴虚型咳嗽。

临床表现

不同类型的咳嗽有不同的临床表现，比如：风寒型咳嗽初期有鼻塞流涕、头痛、舌苔稀薄，咳痰稀或白黏的症状；风热型咳嗽咳痰黄稠，咳而不爽，兼有口渴咽痛，喉咙发热发痛，舌苔薄黄；肺燥型咳嗽干咳无痰，或者有痰咳不出，鼻燥咽干，舌苔薄而少津。

致病原因

咳嗽一般由呼吸道感染、支气管炎、肺炎、支气管扩张导致的。如咳嗽无痰或痰量很少为干咳，常见于急性咽喉炎、支气管炎的初期；骤然发生的咳嗽，多见于气管支气管异物；长期慢性咳嗽，多见于慢性支气管炎、肺结核等。

 相宜食物

风寒型咳嗽宜食食物

罗汉果　　冬瓜　　紫菜　　生姜　　葱白　　桂皮

肺燥型咳嗽宜食食物

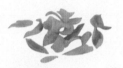
百合

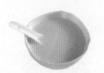
豆浆

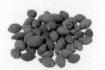
胖大海

 不宜食物

生冷食物

冰激凌

冷饮

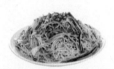
凉面

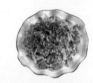
凉拌菜

酿痰生热，辛辣油腻的食物

辣椒

胡椒

炸鸡

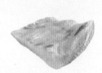
猪肥肉

患病期间，应忌食发物

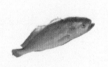
黄鱼

榴梿

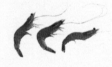
虾

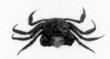
螃蟹

生活一点通	❶ 伴发热者常由于患有呼吸道感染、支气管扩张并发感染、胸膜炎等症。
	❷ 伴胸痛者可患有肺炎、胸膜炎、支气管癌、自发性气胸等。
	❸ 伴体重减轻者须注意肺结核、支气管癌（原发性肺癌）等。

胃炎

病症简介 胃炎是胃黏膜炎症的统称，是一种常见病，包括急性胃炎和慢性胃炎，发病者通常存在饮食上的不良习惯。
病症类型 急性胃炎，慢性胃炎。

临床表现

急性胃炎一般为上腹部不适或疼痛、肠绞痛、食欲减退、恶心和呕吐，严重可导致发热、畏寒、头痛、脱水、酸中毒、肌肉痉挛和休克等。慢性胃炎主要分为浅表性胃炎、慢性萎缩性胃炎和肥厚性胃炎三类。需要注意的是，有些患者虽病情严重，但无临床表现。

致病原因

急性胃炎为细菌感染、大量饮酒、食物过敏、过量服用水杨酸类药物等所致。慢性胃炎多由饮食不节、喜食酒辣及生冷等不良生活习惯引起。

 相宜食物

有助于减轻胃部刺激的汤汁类食物

 米汤　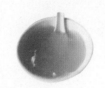 藕粉　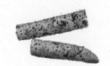 山药　 酸奶

 不宜食物

易产气、肥腻、辛辣的食物

 白糖　 牛奶　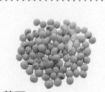 黄豆　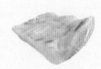 猪肥肉

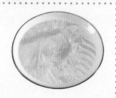 奶油　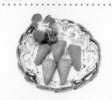 油炸食品　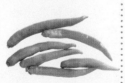 辣椒　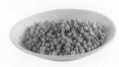 胡椒

易产气、肥腻、辛辣的食物

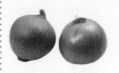

洋葱

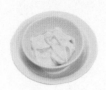

芥末

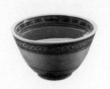

浓茶

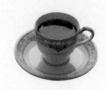

咖啡

生活之宜	❶ 注意适当的休息、锻炼，保持生活规律。 ❷ 保持精神愉快。
生活之忌	❶ 生活不规律，工作过于劳累，精神高度紧张，睡眠不足。 ❷ 暴饮暴食，饮食不卫生。 ❸ 吸烟饮酒。
生活一点通	练气功可防治胃病 　　练气功是防治胃病的一种有效方法。气功有放松、镇静的作用，可调节大脑皮层的功能状态，抑制兴奋灶，对精神因素引起的胃炎疗效较好。慢性胃炎患者，可练内养功。

便秘

病症简介　便秘是指排便次数减少，每2～3天或更长时间排便一次，无规律性，粪质干硬。常伴有排便困难感，可分为急性便秘和慢性便秘两种类型。

临床表现

急性便秘多由肠梗阻、肠麻痹、急性腹膜炎、脑血管意外、急性心肌梗死、肛周疼痛等急性疾病引起，主要表现为原发病的临床表现。

慢性便秘多无明显症状，但神经过敏者，可见食欲减退、口苦、腹胀、嗳气、发作性下腹痛、排气多等症状。

致病原因

引起便秘的原因有肠道病变、全身性病变和神经系统病变，其中肠易激综合征是很常见的便秘原因。经常服用某些药物易引起便秘，如止痛剂、肌肉松弛剂、抗惊厥剂、抗抑郁剂、抗帕金森病药、抗胆碱药、某些降压药、利尿剂等。

相宜食物

富含膳食纤维的蔬菜和水果

芹菜

韭菜

空心菜

土豆

西瓜

胡萝卜

菠菜

柑橘

香蕉

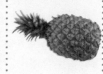

菠萝

润肠通便的食物

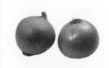

洋葱

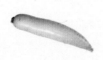

白萝卜

花生

白芝麻

富含B族维生素的食物，有利于消化液的分泌

粗粮

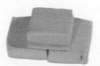

豆制品

 不宜食物

辛辣刺激强的食物

浓茶

白酒

咖啡

辣椒

胡椒

花椒

腹胀

病症简介　腹胀即腹部胀大或胀满不适。可以是主观上感觉腹部胀满，常伴有呕吐、腹泻、嗳气等；也可以是客观上检查发现腹部膨隆。

临床表现

一般来说胃肠气胀均有腹部膨隆。局限于上腹部的膨隆，多见于胃或横结肠积气所致。小肠积气腹部膨隆可局限于中腹部，也可为全腹部膨隆。结肠积气腹部膨隆可局限于下腹部或左下腹部。幽门梗阻时，上腹部可有胃型及蠕动波，肠梗阻时可见肠型及肠蠕动波，肠鸣音亢进或减弱。

致病原因

①食物发酵：回肠下端和升结肠如果有食糜，可以引起食糜发酵，产生大量的气体，引起腹胀。②吸入空气：吃东西时因讲话或饮食习惯不良吸入大量空气，而引起肠胀气。③胃肠道中气体吸收障碍。

 相宜食物

具有疏肝理气作用的食物			
香菜	山楂	紫苏	白豆蔻
柑橘皮	金橘	橙子	茶叶
消食导滞的清淡食物			
杨梅	苦瓜	冬瓜	

含维生素的蔬菜和水果

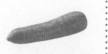
胡萝卜

西红柿

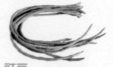
豇豆

佛手

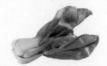
油菜

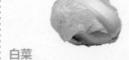
白菜

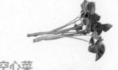
空心菜

不宜食物

黏糯滋腻、难以消化的食物

薯类

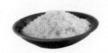
糯米

桂圆

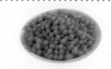
豆类

辛辣、刺激性强的食物

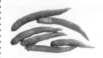
辣椒

生姜

芥末

白酒

腹泻

病症简介 腹泻是指排便次数明显超过平日，粪质稀薄，水分增加，每日排便量超过400g，或含未消化食物、脓血、黏液。

临床表现

便意频繁，每次排便不多并有里急后重感者，病变多在直肠或乙状结肠。小肠病变则无里急后重感。腹痛在下腹或左下腹，排便后腹痛可减轻者，往往为乙状结肠或直肠病变。小肠病变腹泻，疼痛多在脐周，排便后疼痛多不缓解。

致病原因

①细菌感染。②病毒感染。③食物中毒。④饮食贪凉，吃冷食，喝凉啤酒，结果可导致胃肠功能紊乱，肠蠕动加快，引起腹泻。⑤消化不良。⑥受凉。

相宜**食物**

新鲜、容易消化的食物

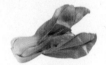
油菜

苹果

葡萄

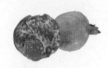
石榴

具有健脾扶正、化湿驱邪以及补泻功能的食物

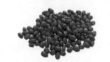
赤小豆

薏米

白扁豆

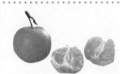
柑橘

有止泻作用的食物

浓茶

苹果

姜

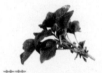
苋菜

不宜**食物**

辛辣、油腻、生冷和过于温热的食物

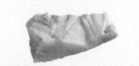
猪肥肉

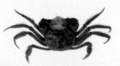
螃蟹

腌肉

富含粗纤维的食物

玉米

芋头

糙米

容易产气的食物

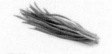
韭菜

洋葱

辣椒

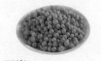
豆类

吸收不良综合征

病症简介 小肠是吸收各种营养物质的主要场所。由于各种原因引起的营养物质尤其是脂肪不能被小肠充分吸收，从而导致腹泻、营养不良、体重减轻等，就叫作吸收不良综合征。

临床表现

腹泻和腹痛是本病最主要的症状。腹泻多为"脂肪泻"，脂肪泻的特点是大便量多，色淡棕或黄色、灰色，便不成形，味恶臭，表面有油腻状的光泽或如泡沫状，因便中含大量脂肪，因此大便常可漂浮在便盆表面。由于营养物质吸收不足，导致营养不良，常见体重减轻、倦怠乏力。

致病原因

胆汁或胰液分泌不足、小肠内细菌过度繁殖、小肠运动障碍、小肠血循环或淋巴循环障碍、小肠本身的病变以及小肠黏膜脱落等。

 相宜食物

供给充足的热量和蛋白质			
鱼	鸡肉	豆腐	蛋清
补充富含维生素的食物			
胡萝卜	西红柿	芹菜	草莓
进食含铁的食物			
猪肝	牡蛎	茄子	樱桃

能帮助维持电解质平衡的食物

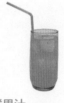

鲜果汁

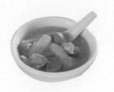

无油肉汤

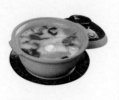

蘑菇汤

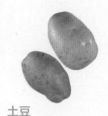

土豆

 不宜食物

煎炸、爆炒的食物

薯条

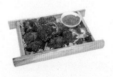

烤肉

烤鸭

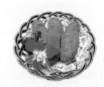

炸鸡

生活一点通

吸收不良综合征患者需注意体内电解质平衡，特别是严重腹泻时电解质补充极为重要。早期可通过静脉注射补充，还可以在饮食中增加鲜果汁、无油肉汤、蘑菇汤等来补充电解质。缺铁性贫血者可进食含铁丰富食物，如动物肝等，必要时可通过口服铁剂来达到补铁的目的。

尿频

病症简介 正常成人白天排尿4~6次，夜间0~2次，次数明显增多称尿频又称小便频数。

临床表现

排尿次数增多而每次尿量正常，因而全日总尿量增多，多见于糖尿病、尿崩症、急性肾功能衰竭等。有患者排尿次数增多而每次尿量减少，或仅有尿意并无尿液排出。

致病原因

①正常生理情况下，大量饮水或吃西瓜等，进食的水量增加，经过肾脏调节和过滤，尿量会增加。糖尿病及尿崩症患者如果饮水量增加，尿量也会随之增加。②炎症刺激。如果膀胱内有炎症，神经感受阈值降低，尿意中枢会处于兴奋状态，因此而产生尿频，并且尿量减少。③尿路结石和异物，通常都表现为尿频。

相宜食物

肾气不足者宜食温补固涩类食物

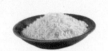
糯米

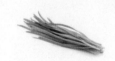
韭菜

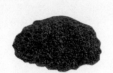
黑芝麻

鸡内金

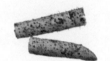
山药

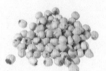
莲子

桂圆

乌梅

肝胆火旺者宜食清补食物

豆腐

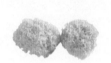
银耳

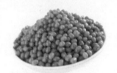
绿豆

粳米

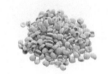
薏米

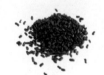
赤小豆

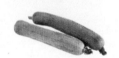
丝瓜

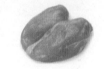
鸡肉

动物性食物

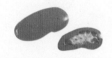
猪腰

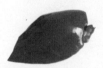
猪肝

猪肉

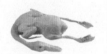
鸭肉

 不宜食物

性味寒凉、有利尿作用的食物

西瓜

田螺

蚌肉

生活一点通

尿频是膀胱炎的一个重要症状，尤其是急性膀胱炎、结核性膀胱炎更为明显。其他如前列腺炎、尿道炎、肾盂肾炎、小儿慢性阴茎头包皮炎、外阴炎等都可出现尿频。在炎症刺激下，往往尿频、尿急、尿痛同时出现，被称为尿路刺激症，俗称"三尿症"。

单纯性肥胖

病症简介 单纯性肥胖属于非病理性肥胖，是指无明显内分泌及代谢性疾病引起的肥胖。
病症类型 体质性肥胖，营养性肥胖。

临床表现

单纯性肥胖多发于40岁以上的中年人，多见于女性，显著的肥胖常给身体带来负担。患者畏热、多汗，动则大汗淋漓，呼吸短促，容易疲乏，并常有头晕、头痛、心悸、腹胀等症状，严重时可产生肺泡换气不足而出现二氧化碳潴留、嗜睡，甚至导致心肺功能衰竭。

致病原因

单纯性肥胖不是由某些特殊的疾病所引起，而主要是由于摄入热量过多，消耗热量减少，而使过多的热量转化为脂肪在体内贮存而引起。

相宜食物

低热量蔬菜和水果			
胡萝卜	莴苣	魔芋	冬瓜
竹笋	黄瓜	香菇	草莓
低热量肉类			
鱼肉	去皮鸡肉	去皮鸭肉	虾
饭后可吃些助于消食减肥的食物			
话梅	山楂	普洱茶	乌龙茶

不宜食物

脂肪含量高的食物

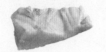

猪肥肉

猪油

炸鸡

动物内脏

高热量食物

薯片

罐头

巧克力

奶油

| 生活一点通 | 单纯性肥胖患者的免疫能力差，极易感染病毒，患感冒等疾病，并且可能引发冠心病、高血压、糖尿病等症。女性肥胖患者还可能出现月经减少、闭经甚至不孕等症。因此，患者应高度重视，及时就诊治疗。 |

慢性支气管炎

病症简介 慢性支气管炎是由于感染或非感染因素引起气管、支气管黏膜及其周围组织的慢性非特异性炎症。其病理特点是支气管腺体增生、黏液分泌增多。临床出现有连续两年以上，每年持续三个月以上的咳嗽、咳痰或气喘等症状。

临床表现

清晨、夜间较多痰，呈白色黏液或浆液泡沫性，偶有血丝，急性发作并细菌感染时痰量增多且呈黄稠脓性痰。初咳嗽有力，晨起咳多，白天少，睡前常有阵咳，合并肺气肿咳嗽多无力。支气管痉挛伴有哮鸣音者见于喘息型，以老年人多见。

致病原因

化学气体，如氯氧化氮、二氧化硫等烟雾，对支气管黏膜有刺激和细胞毒性作用。吸烟为慢性支气管炎最主要的发病因素。呼吸道感染是慢性支气管炎发病和加剧的另一个重要因素。

 相宜食物

健脾养肺、清热化痰的食物

花生

金橘

百合

佛瓜柑

健脾养肺、清热化痰的食物

白果	柚子	山药	猪肺

健脾养肺、补肾化痰的食物

冰糖	银耳

蛋白质含量高的食物

鸡蛋	鸡肉	瘦肉	牛奶

不宜食物

油腥黏糯、助湿生痰、性寒生冷之物

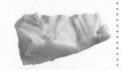 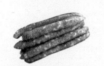 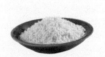 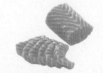

肥肉	香肠	糯米	海鲜

辛辣刺激、过咸的食物

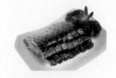 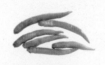

咸鱼	辣椒	胡椒	芥末

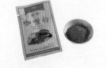 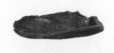 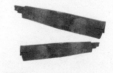

咖喱	花椒	腊肉	桂皮

支气管扩张

病症简介 支气管扩张为一支或多支近端支气管和中等大小支气管管壁组织破坏造成不可逆性扩张，是常见的化脓性炎症。

病症类型 先天性支气管扩张，继发性支气管扩张。

临床表现

典型症状为慢性咳嗽伴大量脓痰和反复咯血。若反复继发感染支气管引流不畅，痰不易咳出，可感到胸闷不适，炎症会扩展到病变周围的肺组织，出现高热、纳差、盗汗、消瘦、贫血等症状。呼吸困难一般不明显，但并发肺气肿后，随着肺气肿程度增加，则呼吸困难逐渐加剧。

致病原因

支气管扩张的主要引发因素为支气管-肺组织的感染和支气管阻塞感染引起管腔黏膜的充血、水肿，使管腔狭小，分泌物易阻塞管腔，导致引流不畅而加重感染。支气管阻塞引流不畅会诱发肺部感染。

相宜食物

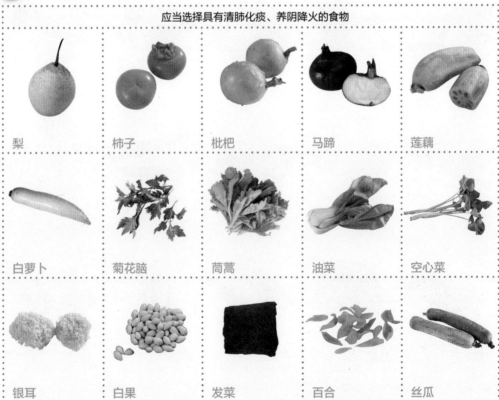

应当选择具有清肺化痰、养阴降火的食物

梨	柿子	枇杷	马蹄	莲藕
白萝卜	菊花脑	茼蒿	油菜	空心菜
银耳	白果	发菜	百合	丝瓜

高蛋白、高热量、多维生素食物，补充热量，提高机体抗病的能力

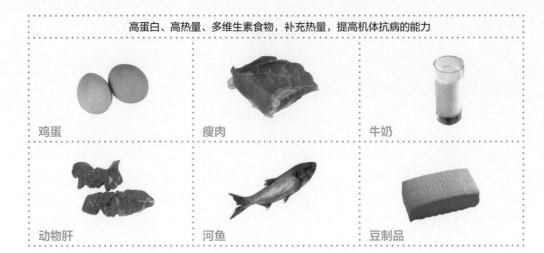

鸡蛋　　　　　　瘦肉　　　　　　牛奶

动物肝　　　　　河鱼　　　　　　豆制品

不宜食物

辛辣温热、炒爆煎炸、肥腻温补、助热上火的食物

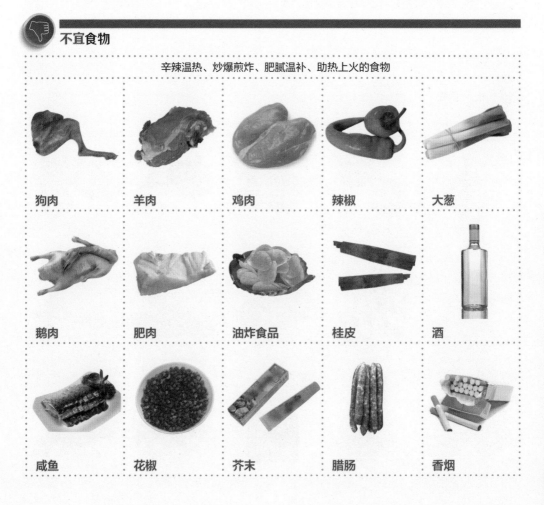

狗肉　　　羊肉　　　鸡肉　　　辣椒　　　大葱

鹅肉　　　肥肉　　　油炸食品　　桂皮　　　酒

咸鱼　　　花椒　　　芥末　　　腊肠　　　香烟

生活之宜	❶ 保持室内环境的清洁、安静、空气新鲜，定期更换卧具，保持床单的整洁。 ❷ 及时清理口腔内分泌物，保持口腔清洁。 ❸ 支气管扩张感染严重，伴有高热及咯血等全身反应的患者应卧床休息。
生活之忌	❶ 情绪激动，忧虑恼怒。 ❷ 受凉感冒。 ❸ 吸烟喝酒。
生活一点通	**体育锻炼可预防支气管扩张** 　　增强体质，提高抗病能力，坚持参加体育锻炼，如跑步、散步、打太极拳等，有助于预防支气管扩张的发作。 **支气管引流的护理** 　　首先应给予祛痰剂，使痰液变稀薄容易咳出，以减轻支气管感染和全身毒性反应。家人指导患者根据病变的部位使患侧向上，开口向下，做深呼吸、咳嗽，并辅助拍背，使分泌物在气管内振荡，借助外力作用排出体外，必要时还可以进行雾化吸入，效果更好。

胃、十二指肠溃疡

病症简介 胃、十二指肠溃疡是极为常见的疾病。它的局部表现是位于胃十二指肠壁的局限性圆形或椭圆形的缺损。患者有周期性上腹部疼痛、反酸、嗳气等症状。本病易反复发作，呈慢性病程。

临床表现

上腹部疼痛，可为钝痛、灼痛、胀痛或剧痛，也可表现为仅在饥饿时隐痛不适。典型者表现为轻度或中度剑突下持续性疼痛，可被制酸剂或进食缓解。临床上约有2/3的疼痛呈节律性。节律性疼痛大多持续几周，缓解数月，可反复发生。

致病原因

感受外邪，内伤饮食，情志失调，劳倦过度，伤及于胃则胃气失和，气机郁滞(气滞血瘀，宿食停滞，胃气郁滞)则为胃络失于温养，胃阴不足。如果胃失濡养，则脉络拘急，气血运行不畅。

 相宜食物

具有理气和胃、止痛作用的食物			
	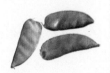		
胡萝卜	扁豆	鲫鱼	墨鱼

具有理气和胃、止痛作用的食物

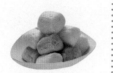			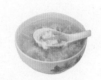
馒头	米饭	白粥	鸡蛋汤
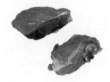		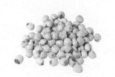	
牛肉、羊肉	豆制品	莲子	青枣

 不宜食物

辛辣刺激、煎炸、生冷的食物

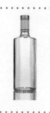	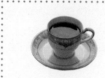	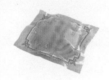	
白酒	咖啡	酸泡菜	浓醋
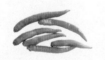			
辣椒	胡椒	浓茶	老竹笋
	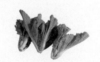	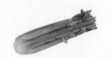	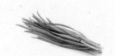
白菜	芥菜	芹菜	韭菜

生活一点通	溃疡虽然容易治疗，但是容易复发，保持充足的睡眠、适度的运动及消除过度的紧张，是基本的方法。

胃下垂

病症简介 胃下垂是指站立时，胃下缘达盆腔，胃小弯弧线最低点降至髂嵴连线以下。临床诊断以X线钡餐透视、B超检查为主，可以确诊。

病症类型 脾肾阳虚型胃下垂，痰湿中阻型胃下垂，中气不足、中气下陷型胃下垂。

临床表现

①腹胀及上腹不适：患者多自述腹部有胀满感、沉重感、压迫感。②腹痛：持续性隐痛，常于餐后发生，与食量有关。③恶心、呕吐：常于饭后活动时发作，尤其进食过多时更易出现。

致病原因

该病的发生多是由于膈肌悬吊力不足，肝胃、膈胃韧带功能减退而松弛，腹内压下降及腹肌松弛等因素，加上体形或体质等因素，使胃呈极底低张的鱼钩状，即为胃下垂所见的无张力型胃。

 相宜食物搭配

具有健脾、益气、升提作用的食物			
鸡肉	鱼	牛奶	豆腐
豆奶	红枣	蘑菇	香菇

蛋白质含量高、易消化的食物		
鸡蛋	瘦肉	动物肝

不宜食物

煎炸、生冷食物

炸鸡

薯条

凉拌菜

冷饮

辛辣、刺激性强的食物

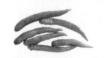
辣椒

胡椒

咖喱

芥末

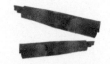
桂皮

香烟

大蒜

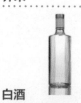
白酒

咖啡

浓茶

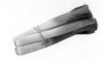
大葱

肠炎

病症简介 肠炎是细菌、病毒、真菌和寄生虫等引起的肠道炎症、小肠炎和结肠炎。部分患者可有发热及里急后重感觉，故亦称感染性腹泻。

病症类型 急性肠炎，慢性肠炎。

临床表现

急性肠炎表现为恶心、呕吐、腹痛、腹泻、发热等，严重者可致脱水、电解质紊乱、休克等。慢性肠炎的症状为食欲减退、上腹部不适和隐痛、嗳气、反酸、恶心、呕吐等。病程缓慢，反复发作而难愈。

致病原因

以细菌和病毒引起者最为常见。细菌性肠炎的致病菌以痢疾杆菌最常见，其次为空肠弯曲菌和沙门氏菌。在病毒性肠炎中，轮状病毒是婴幼儿的主要病因，而诺瓦克病毒是成人和大龄儿童的主要病因。

相宜食物

具有清肠、止泻、补中、消食作用的食物

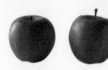
苹果

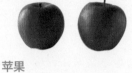
马齿苋

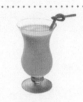
鲜橘汁

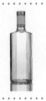
杧果汁

西红柿汁

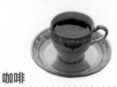
菜汤

 不宜食物

辛辣刺激、腌制品、生冷食物

白酒

咖啡

酸泡菜

辣椒

胡椒

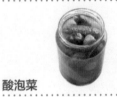
韭菜

香肠

油酥点心

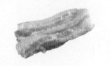
腌肉

生活之宜	❶ 多饮水。 ❷ 卧床休息，腹痛者可用热水袋局部保暖。 ❸ 重症吐泻剧烈者，可暂禁食。
生活之忌	❶ 暴饮暴食。 ❷ 吸烟饮酒。

神经衰弱

病症简介 神经衰弱属于特殊的心理疾病，是精神容易兴奋和脑力容易疲乏，常有情绪烦恼等心理、生理症状。

病症类型 忧郁型神经衰弱，混合型神经衰弱，兴奋型神经衰弱，迁延型神经衰弱。

临床表现

①脑力易疲乏，工作和学习时间稍长，就感到头胀、头昏和头痛。②脑力易兴奋，回忆联想增多，对光和噪声敏感，易被激怒。③头胀痛或紧张性头痛。④自主神经功能紊乱，心动过速，血压波动。⑤睡眠障碍，出现入睡困难，难以睡熟，早醒，醒后不易再睡，梦多，因噩梦而苦恼。

致病原因

①神经系统功能过度紧张，生活无规律，过分疲劳得不到充分休息。②感染、中毒、营养不良、内分泌失调、颅脑创伤和躯体疾病等。③长期的心理冲突和精神创伤引起的负性情感体验以及人际关系紧张等都会引起该症。

 相宜食物

富含脂肪的食物			
动物肝脏	鱼	蛋黄	核桃
黄油	黄豆	玉米	香油
富含蛋白质和糖类的食物			
猪瘦肉	羊肉	牛肉	牛奶

富含维生素和微量元素的食物

 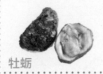 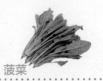 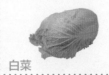

包菜　　　　牡蛎　　　　菠菜　　　　白菜

 不宜食物

肥腻、不易消化的食物

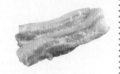 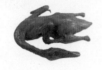 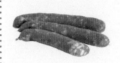 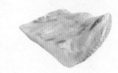

烤肉　　　　烤鸭　　　　香肠　　　　肥肉

辛辣、刺激性食物

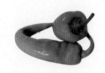 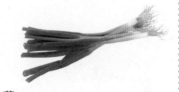

辣椒　　　　大蒜　　　　葱

眩晕症

病症简介 眩晕症的主观症状是一种运动幻觉或运动错觉，是患者对于空间关系的定向感觉障碍或平衡感觉障碍。患者感到外界环境或自身在旋转移动或摇晃，是由前庭神经系统病变所引起的。

病症类型 真性眩晕，假性眩晕。

临床表现

①真性眩晕呈阵发性的外物或本身的旋转、倾倒感、坠落感，症状重，多伴有明显的恶心、呕吐等自主神经症状，持续时间短，数十秒至数小时，很少有数天或数周。②假性眩晕为外物或自身的摇晃不稳感，或左右或前后晃动，注视活动物体时，或在嘈杂环境下加重。

致病原因

引起眩晕的疾病种类很多。贫血、高脂血症、动脉硬化、颈椎病、高血压、心脏病、梅尼埃病及白血病等可能会引起眩晕。

相宜食物

益气养血、补益心脾的食物

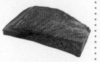

猕猴桃　　菠菜　　金橘　　牛肉　　核桃

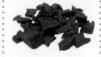

枸杞子　　橘饼　　人参　　黑豆　　何首乌

虚证眩晕者宜选食物

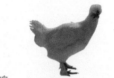
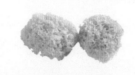
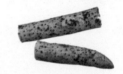

乌鸡　　银耳　　山药

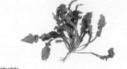
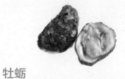
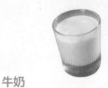

荠菜　　牡蛎　　牛奶

实证眩晕者宜选食物

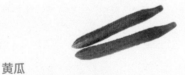
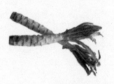

黄瓜　　莴笋

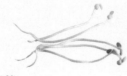

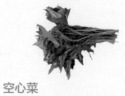

丝瓜　　豆芽　　空心菜

不宜食物

痰湿型眩晕者不宜选滋腻、助湿生痰的食物

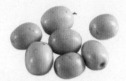
青枣

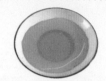
蜂蜜

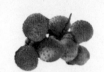
荔枝

黄芪

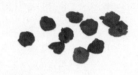
桂圆

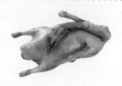
鹅肉

生活之宜	❶ 遵医嘱，进行药物和营养调理。 ❷ 保持积极乐观的情绪，保证充足的睡眠。 ❸ 发作时应卧床休息，室内宜安静，空气要畅通，光线尽量暗些。
生活之忌	❶ 猛然转头。 ❷ 颈部运动幅度过大。 ❸ 用力过猛。 ❹ 做旋转头颈的颈椎操。 ❺ 忧郁恼怒，精神受到严重刺激。 ❻ 工作生活无规律，作息时间混乱。
生活一点通	❶ 要进行精神调养。眩晕患者应胸怀宽广，精神乐观，心情舒畅，情绪稳定，这对预防眩晕症和减轻发作次数十分重要。 ❷ 要注意休息。过度疲劳或睡眠不足为眩晕症的诱发因素。在眩晕症急性发作期应卧床休息。卧床休息还能防止因晕倒而造成的身体伤害。 ❸ 眩晕症患者应尽量避免头颈左右前后的转动。如有内耳病变，可因头位的改变影响前庭系统的功能而诱发眩晕。颈椎病患者颈部转动或仰俯时，可使椎动脉受压而影响脑部血液循环，使脑供血不足而诱发眩晕。 ❹ 声光的刺激也可加重眩晕，故居室宜安静，光线要暗些。

便血

病症简介　血液从肛门排出，大便带血，或全为血便，颜色呈鲜红、暗红或柏油样，称为便血。便血的颜色取决于消化道出血的部位、出血量与血液在肠道停留的时间。

临床表现

便软而成形或硬结，鲜血附着于粪便表面，有的先血后便，有的先便后血，血色大多鲜红，也有的暗红混浊。血量多时淋漓不尽，大便后肛门疼痛加重。

致病原因

胃虚寒或胃肠积热，胃肠脉络受损，血液下渗肠道所致。儿童出现便血，多由直肠息肉引起，血色鲜红、无痛、血与大便不混合；成年人出现黏液状血便，并伴下腹部疼痛、便频等症状，多是溃疡性结肠炎引起。

👍 相宜食物

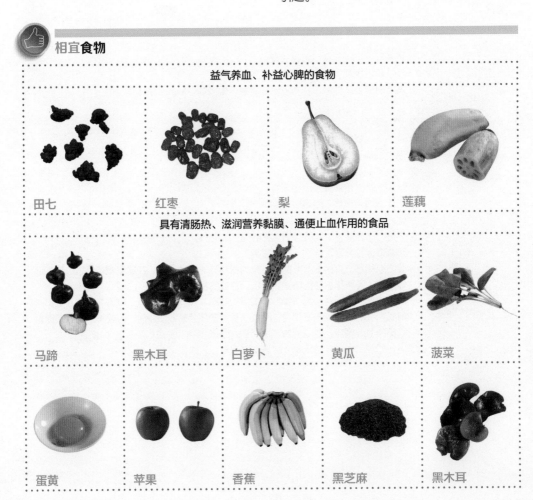

益气养血、补益心脾的食物

田七	红枣	梨	莲藕

具有清肠热、滋润营养黏膜、通便止血作用的食品

马蹄	黑木耳	白萝卜	黄瓜	菠菜
蛋黄	苹果	香蕉	黑芝麻	黑木耳

不宜食物

辛热、油腻的食品

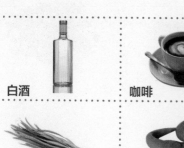

白酒	咖啡

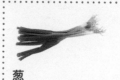 葱

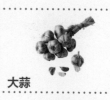 大蒜

韭菜

 辣椒

蚕豆

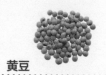 黄豆

生活一点通	便血是肛肠科中的常见疾病，痔疮、大肠癌、肛裂、直肠息肉、直肠癌、下消化道出血等疾病都可能引起便血。便血一般按部位分为肛门疾病、直肠疾病和结肠疾病等几类。

呕吐

病症简介 呕吐是胃内容物反入食管，经口吐出的一种反射动作。频繁而剧烈的呕吐可引起脱水、电解质紊乱等并发症。

病症类型 反射性呕吐，中枢性呕吐，前庭障碍性呕吐，神经官能性呕吐。

临床表现

以呕吐为主症，常伴有恶寒、发热、脉实有力，或伴精神萎靡、倦怠乏力、面色萎黄，脉弱无力等。恶心常为呕吐的前驱感觉，也可单独出现。还可表现为上腹部有不适感，常伴有头晕、流涎、脉缓、血压降低等，有时还有迷走神经兴奋症状。

致病原因

呕吐是由于食管、胃或肠道呈逆蠕动，并伴有腹肌强力痉挛性收缩，迫使食管或胃内容物从口、鼻腔涌出。消化道器质性梗阻、消化道感染性疾病、脑神经系统疾病、中毒等均可导致呕吐。

 相宜食物

 莲藕

 牛奶

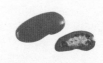 猪腰

 墨鱼

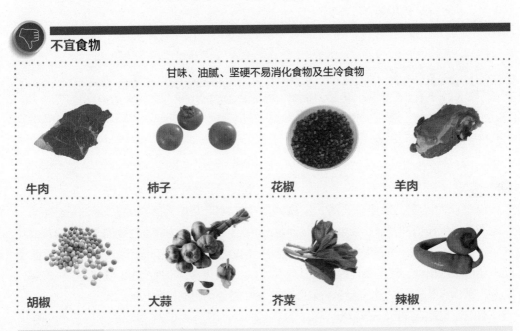

具有祛邪、和胃降逆作用的食物

豆豉	竹茹	生姜	陈皮
蛋羹	红枣	莲子	猪肚

不宜食物

甘味、油腻、坚硬不易消化食物及生冷食物

牛肉	柿子	花椒	羊肉
胡椒	大蒜	芥菜	辣椒

生活一点通

宝宝呕吐的原因及护理

人体的胃有两个门，一个是与食管相连叫贲门，即胃的入口，另一个是与肠道相接的叫幽门，即胃的出口。婴幼儿贲门比较松弛，关闭不紧，易被食物冲开。当胃内食物稍多时，就会冲开贲门而倒流回食管。幽门关闭较紧，容易受食物的刺激而发生痉挛，使出口阻力更大，食物通过缓慢或难以通过，食物则由幽门处反流到贲门处，破门而出，孩子就会呕吐。孩子吃完食物以后尽量不要让孩子活动，更不要让孩子大哭或大笑，等孩子大一些慢慢就会好的。

呃逆

病症简介 呃逆即打嗝，指气从胃中上逆，喉间频频作声，声音急而短促。呃逆是由横膈膜痉挛收缩引起的一种常见生理现象。

临床表现

气逆上冲，喉间呃呃连声，声短而频，不能自制。其呃声或高或低，或疏或密，间歇时间不定。胸膈痞闷，脘中不适，情绪不安等。

致病原因

胃失和降，膈间气机不利，胃气上逆动膈，或寒热宿食、燥热内盛，或情志不和、气郁痰阻、脾胃虚弱，皆影响胃气的顺降因而形成呃逆。

相宜食物

具有理气和胃、降逆止呃作用的食物

竹茹	生姜	核桃	金橘
白萝卜	鸡肉	佛手	红枣

多吃富含纤维素的食物

青菜	白芝麻	黑木耳	香蕉
生姜	发菜	甘蔗	蛋黄

👎 **不宜食物**

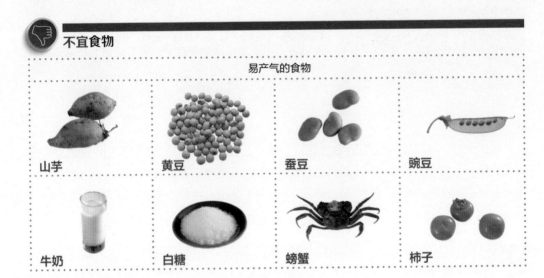

易产气的食物

山芋　黄豆　蚕豆　豌豆
牛奶　白糖　螃蟹　柿子

中风后遗症

病症简介　中风后遗症是指中风经治疗后遗留下来的口眼歪斜，语言不利，偏瘫等症状的总称。常因本体先虚，肢体失养所致。

临床表现

①麻木，即患侧肢体，尤其是肢体的末端，如手指或脚趾，或偏瘫侧的面颊部皮肤有蚁爬感觉，或有针刺感，或表现为刺激反应迟钝。②嘴眼歪斜，一侧眼袋以下的面肌瘫痪。③中枢性瘫痪，表现为肌张力增高，腱反射亢进，出现病理反射，呈痉挛性瘫痪。④周围性瘫痪，表现为肌张力降低，反射减弱或消失，伴肌肉萎缩，但无病理反射。

致病原因

中风后气虚、脉络瘀阻、风痰阻络，或肝肾均亏、精血不足、筋骨失养所致。

👍 **相宜食物**

具有益气、化瘀、通络作用的食物

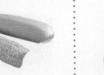

冬瓜　决明子　玉米　无花果

具有益气、化瘀、通络作用的食物

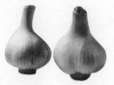

大蒜

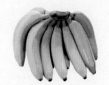

香蕉

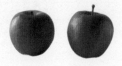

苹果

 不宜食物

高脂肪、高胆固醇食物

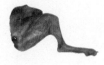

狗肉

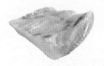

肥猪肉

猪肝

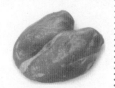

鸡肉

辛辣、刺激性强的食物

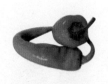

辣椒

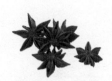

八角

胡椒

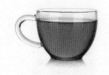

浓茶

生活一点通

预防与护理

❶中风患者因肢体麻木和运动障碍，呼吸和血液循环功能受影响，易出现褥疮、肺炎、泌尿系统感染等并发症。因此应保持居室洁净和空气流通，注意保暖，保持口腔卫生，随时清除呼吸道分泌物。❷大便失禁者于臀下置吸水性强的布垫，并及时清除排泄物，清洗局部，以保持外阴部清洁干燥，防止泌尿系统感染。❸中风一次后有可能再发，尤其是短暂脑缺血发作者，因此应尽力排除各种中风危险因素，定期复查身体。

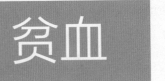

病症简介　在一定容积的循环血液内红细胞计数、血红蛋白量以及红细胞压积均低于正常标准称为贫血。贫血可能是一些复杂疾病的临床表现。

病症类型　缺铁性贫血，出血性贫血，溶血性贫血，再生障碍性贫血。

临床表现

　　头晕、眼花、耳鸣、面部及耳轮色泽苍白、心慌、夜寐不安、疲乏无力、指甲变凸而脆裂、注意力不集中、食欲不佳、月经不调。妇女发病较多。沿海和平原地区，成年男子的血红蛋白如低于12.0g/dl，成年女子的血红蛋白低于11.0g/dl，可以认为有贫血症状。12岁以下儿童比成年男子的血红蛋白正常值约低15％，男孩和女孩无明显差别。海拔高的地区一般发病率要高些。

致病原因

　　①造血的原料不足。②血细胞形态的改变。③人体的造血功能降低。④红细胞被过多破坏或损失。

 相宜食物

富含维生素 C的绿色蔬菜和瓜果

茄子	西红柿	土豆	红薯
草莓	柑橘	柿子	苹果

具有补血作用的食物

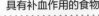

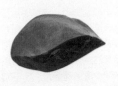
动物肝脏

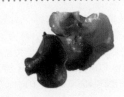
黑木耳

紫菜

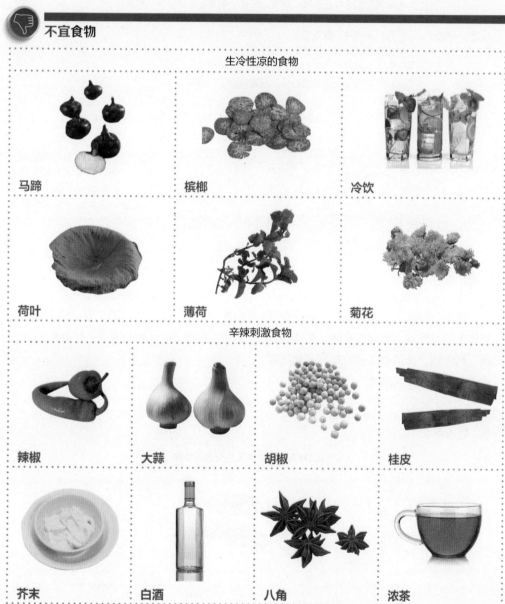

具有补血作用的食物

胡萝卜　　　菠菜　　　桂圆

👎 **不宜食物**

生冷性凉的食物

马蹄　　　槟榔　　　冷饮

荷叶　　　薄荷　　　菊花

辛辣刺激食物

辣椒　　　大蒜　　　胡椒　　　桂皮

芥末　　　白酒　　　八角　　　浓茶

生活之宜	① 进行适当体育锻炼。 ② 保证充足的睡眠。 ③ 选择阳光充足、空气清新的住处。
生活之忌	① 与患传染病或发热的患者接触，引发感染。 ② 吸烟饮酒。
生活一点通	贫血患者的自我诊断 ① 经常感觉头晕、头痛、耳鸣、眼花，眼前出现黑点或"冒金星"。 ② 精神不振，注意力不集中，反应迟钝，手脚发麻。 ③ 月经不规律，血流量大。 ④ 指甲条纹隆起，反甲。 ⑤ 面色灰暗苍白、无血色，皮肤干燥、粗糙。 ⑥ 轻微体力活动后感觉心悸、呼吸急促。

慢性疲劳综合征

病症简介 慢性疲劳综合征属于现代文明病。现代人由于竞争激烈，长期精神紧张，身心的巨大压力可导致一系列临床综合征。

临床表现

主要表现为重度疲乏（往往超过6个月）、焦虑、抑郁、心悸、气短，可伴有淋巴结肿大甚至疼痛、喉痛、头痛、关节痛、腹痛、肌肉痛，低热和认知困难，尤其是难以集中注意力和入眠困难。

致病原因

中医认为导致疲劳综合征的原因为七情内伤，如喜、怒、忧、思、悲、恐、惊，这些情志过激，以致阴阳失调，气血紊乱。

 相宜食物

可以补充体力和增强免疫力的食物

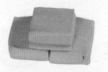
豆腐

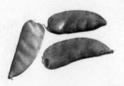
扁豆

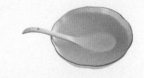
豆浆

可以补充体力和增强免疫力的食物

深海鱼

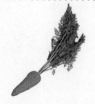

胡萝卜

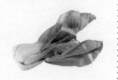

油菜

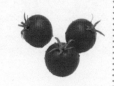

西红柿

 不宜食物

甜食及刺激神经的食物

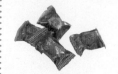

糖果

奶油

花椒

甜点

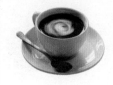

咖啡

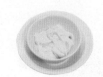

芥末

浓茶

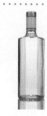

白酒

含嘌呤高的海鲜食物

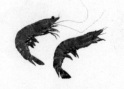

虾

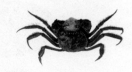

螃蟹

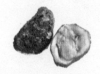

牡蛎

生活之宜	❶勤洗澡。沐浴有助恢复体力，沐浴时的水流会散发阴离子于空气中，而阴离子会让人感到较快乐及较有活力。 ❷白天小睡片刻。并非每个人都需要小睡片刻，但对于年纪较大或者工作繁忙且睡眠不足的年轻人，都需要抽空小睡一会儿。且最好每天固定在同一时间，不超过1小时。
生活之忌	❶工作时间不规律，经常熬夜。 ❷心理压力过大。

脂肪肝

病症简介 脂肪肝是指由各种原因引起的肝细胞内脂肪堆积过多的病变。一般而言，脂肪肝属可逆性疾病，早期诊断并及时治疗常可恢复正常。

病症类型 肥胖性脂肪肝，酒精性脂肪肝，营养不良性脂肪肝，糖尿病脂肪肝。

临床表现

脂肪肝的临床表现多样，轻度脂肪肝患者通常仅有疲乏之感，而多数脂肪肝患者较胖，故更难发现轻微的自觉症状。中重度脂肪肝有类似慢性肝炎的表现，可有食欲不振、疲倦乏力、恶心、呕吐、体重减轻、肝区或右上腹隐痛等。

致病原因

①长期饮酒，致使肝内脂肪氧化减少。②长期摄入高脂食物或长期吃糖、淀粉等碳水化合物，使肝脏脂肪合成过多。③肥胖，缺乏运动，使肝内脂肪过多。④糖尿病。⑤肝炎。⑥某些药物引起急性或慢性肝损害。

相宜食物

具有降低血清总胆固醇作用的食品

玉米	燕麦	海带	苹果
牛奶	红薯	黑芝麻	黑木耳

对肝脏没有毒性的药食兼用食品

山楂	无花果

不宜食物

辛辣、刺激性强的食物

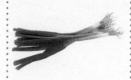

葱

生姜

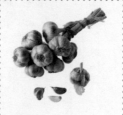

大蒜

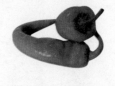

辣椒

肥腻、胆固醇含量高的食物

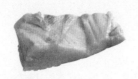

肥肉

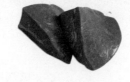

动物内脏

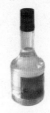

白酒

生活一点通	如何改善脂肪肝 ❶少喝或不喝酒，酒精是损害肝脏的第一杀手。 ❷减肥。减少体内的脂肪也是很重要的。 ❸尽量避免某些药物，有数十种药物与脂肪肝有关，都可以导致脂肪在肝内积聚。

外科、皮肤科及骨科病症

外科病症是医学中一种以手术治疗为特点的临床病症，主要由创伤、炎症、肿瘤、畸形等原因引起。皮肤科主要治疗各种皮肤病。骨科是外科中一个重要的分支，有时会被看作一个独立的科别。饮食调理对于外科、皮肤科和骨科疾病患者的康复很重要。

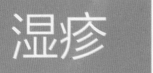
湿疹

病症简介 湿疹是由多种内、外因素引起的浅层真皮及表皮炎。其临床表现具有对称性、渗出性、瘙痒性、多形性和复发性等特点。

病症类型 湿热型湿疹，血风型湿疹，脾湿型湿疹。

临床表现

湿热型特点为发病迅速，皮肤灼热红肿，或见大片红斑、丘疹、水疱、渗水多，甚至黄水淋漓，黏而有腥味；血风型表现为全身起红丘疹，搔破出血，渗水不多，舌质红，苔薄白或薄黄，脉弦带数；脾湿型表现为皮肤暗淡不红，搔痒后见渗水，后期干燥脱屑，瘙痒剧烈。

致病原因

①日光、湿热、干燥、搔抓、摩擦、化妆品、肥皂、动物皮毛、燃料、人造纤维等均可诱发湿疹。②内分泌代谢及胃肠功能障碍，感染病灶等。③神经因素，如忧虑、紧张、情绪激动、失眠、劳累等也可能导致湿疹。

 相宜食物

具有清热、利湿作用的食物

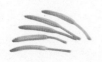 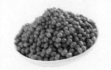 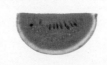

| 黄花菜 | 绿豆 | 西瓜 | 薏米 |

富含维生素和矿物质的食物

西红柿汁

苹果汁

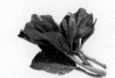

新鲜蔬菜

 不宜食物

海鲜、刺激性、助热类食物

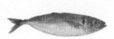

鱼

牛肉

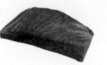

鳝鱼

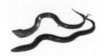

羊肉

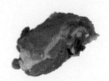

鸡肉

鸭蛋

海虾

鸡蛋

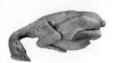

葱

辣椒

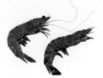

茴香

咖喱

钠或糖含量高的食物

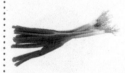

盐

雪里蕻

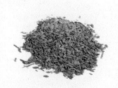

巧克力

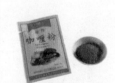

荔枝

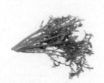

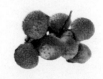

痔疮

病症简介 痔疮是一种最常见的肛门疾病，包括内痔、外痔、混合痔，是肛门直肠底部及肛门黏膜的静脉丛发生曲张而形成的一个或多个柔软静脉团的一种慢性疾病。

临床表现

外痔的症状以疼痛瘙痒为主。而内痔则以流血及便后痔疮脱出为主，内痔依严重程度再分为四期：仅有便血情形的为第I期；无论有无出血，便后有脱垂情形，但能自行回纳者为第II期；脱垂严重，必须用手推回肛门的为第III期；最严重的第IV期为痔疮平时也脱垂于肛门外。

致病原因

通常当排便时持续用力，造成此处静脉内压力反复升高，静脉就会肿大。妇女在妊娠期，由于盆腔静脉受压迫，妨碍血液循环常会发生痔疮。无论内痔还是外痔，都可能发生血栓。在发生血栓时，痔中的血液凝结成块，从而引起疼痛。

 相宜食物

富含纤维素的食物			
海带	韭菜	玉米	薯类

有润肠通便作用的食物			
香蕉	梨	蜂蜜	黑木耳

性味偏凉的食物			
黄瓜	苦瓜	西瓜	银耳

不宜食物

辛辣、刺激的食物

辣椒

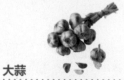
大蒜

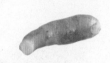
生姜

辛辣、刺激的食物

咖啡

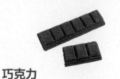
巧克力

碳酸饮料

温性食物

羊肉

狗肉

榴梿

生活一点通

预防痔疮的妙方
　　生活要有规律；多进行体育锻炼；防治大便秘结，养成定时排便的习惯；保持肛周清洁；注意下身保暖；避免长时间坐；注意孕产期保健；常做提肛运动；自我按摩；尽早用药。

皮肤瘙痒症

病症简介　皮肤瘙痒症是指临床上无原发损害，仅以皮肤瘙痒为主要症状的一种神经功能障碍型皮肤病，中医称之为痒症或瘙痒症。
病症类型　泛发性皮肤瘙痒症，局限性皮痒症。

临床表现

　　①全身性瘙痒病患者全身各处皆有阵发性瘙痒，且往往由一处移到另一处。瘙痒程度不同，往往晚间加剧，影响患者睡眠。②局限性瘙痒病指瘙痒发生于身体的某一部位，临床主要分为肛门瘙痒病、女阴瘙痒病、阴囊瘙痒病及其他瘙痒病四种，患部可能发生红肿、糜烂等症状。

致病原因

　　全身性瘙痒病常与某些系统性疾病如糖尿病、尿毒症、肝胆疾病有关；肛门瘙痒病多与蛲虫病、前列腺炎、痔核及肛瘘等有关；阴囊瘙痒病常与局部多汗、摩擦及股癣等有关；女阴瘙痒病大多与白带、阴道滴虫病及宫颈癌等有关。

相宜食物

富含锰元素的食物，促进蛋白质在体内的吸收和利用率

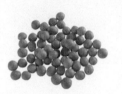

黄豆

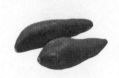

红薯

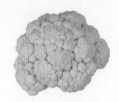

花菜

富含维生素B$_2$、维生素B$_6$的食物，可增强皮肤的韧性和抗细菌的能力

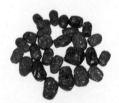

红枣

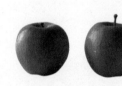

苹果

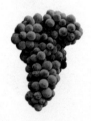

葡萄

 不宜食物

辛辣、刺激性食物

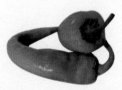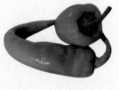

辣椒

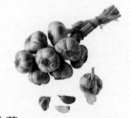

大蒜

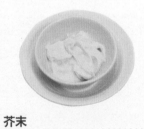

芥末

海产品和高脂肪食物

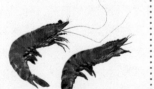

虾

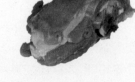

羊肉

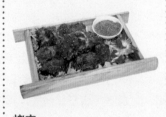

烤肉

生活之宜	❶ 生活起居有规律，早睡早起，加强体育锻炼。 ❷ 选择宽松的棉质内衣裤，避免摩擦。 ❸ 全身瘙痒患者应注意减少洗澡次数。
生活之忌	❶ 洗澡过度搓洗皮肤和使用碱性肥皂。 ❷ 周边环境忽冷忽热，刺激皮肤。 ❸ 忧郁恼怒，精神紧张。
生活一点通	冬季预防皮肤瘙痒 　　科学洗澡：洗澡时尽量少用浴液和香皂。洗澡后可以涂抹一些能防止水分蒸发的膏霜，用以锁住皮肤水分。 　　增强润肤：每天在容易瘙痒的部位涂抹1~2次含止痒成分的润肤剂，以保持皮肤的滋润度。 　　保暖保湿：室内温度以24~25℃为宜。应当设法提高室内湿度，在室内放置几盆水，可以起到一定的加湿作用。 　　内在调理：要注意休息及适当的心理压力调节。

脚癣

病症简介　脚癣是一种极常见的真菌感染性皮肤病。成人中70%~80%的人有脚气。常在夏季加重，冬季减轻，也有人终年不愈。

病症类型　糜烂型脚癣，水疱型脚癣，角化型脚气。

临床表现

①糜烂型：初起趾间潮湿，浸渍发白或起小水疱，干涸脱屑后，剥去皮屑为湿润、潮红的糜烂面，有奇痒，易继发感染。②水疱型：初起为壁厚饱满的小水疱，有的可融合成大疱，疱液透明，周围无红晕。③角化型：主要表现为皮肤粗厚而干燥，角化脱屑、瘙痒，易发生皲裂。本型无水疱及化脓，病程缓慢，多年不愈。

致病原因

本病是由皮肤癣菌（真菌或称霉菌）所引起的。足部多汗潮湿或鞋袜不通气等都可诱发本病。皮肤癣菌常通过被污染的澡堂、游泳池边的地板、浴巾、公用拖鞋、洗脚盆而传染。

 相宜食物

富含维生素B_1的食物，以补充多量的硫胺素

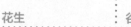

花生	谷类	糙米	紫菜

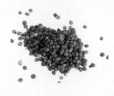
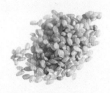

高蛋白质食物

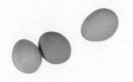

蛋类

牛奶

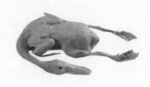

鸭肉

有利水、泄热功效及利于治疗脚癣的食物

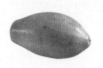

木瓜

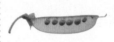

豌豆

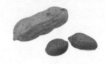

花生

冬瓜

不宜食物

易动风滞气的食物

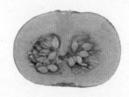

南瓜

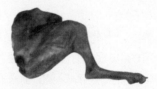

狗肉

生活一点通	脚癣的根治原则 选用100%的杀菌产品治疗脚癣才能根除。 对接触脚癣病菌的鞋袜要进行杀菌、消毒，并预防脚癣病菌重新感染。 治疗时不能损害健康皮肤，尽可能不要使用激素类产品。 此病传染，容易引起手癣和性器官疾病，要及时治疗。 一定要保持脚的干净和干燥，才能预防脚癣。

冻疮

病症简介　冻疮是由于寒冷引起的局限性炎症损害。冻疮是冬天的常见病，据有关资料统计，我国每年有2亿人受到冻疮的困扰，其中主要是儿童、妇女及老年人。冻疮一旦发生，在寒冷季节里常较难快速治愈，要等天气转暖后才会逐渐愈合。

临床表现

冻疮初起为局部性的蚕豆至指甲盖大小的紫红色肿块或硬结，边缘鲜红，中间青紫，触之动脉冰冷，压之退色，去压后恢复较慢，自觉局部有胀感、瘙痒，遇热后更甚，严重者可有水疱，破溃后形成溃疡，经久不愈。如果肢端血运不好或患有慢性营养不良，手足容易出汗。

致病原因

中医认为冻疮是由于暴露部位御寒不够，寒邪侵犯，气血运行凝滞引起，且与患者体弱少动或过度劳累有关。现代医学认为是由于冬季气候寒冷，外露的皮肤受到寒冷的侵袭，皮下小动脉发生痉挛收缩，造成血液瘀滞，导致组织细胞受到损害。

 相宜食物

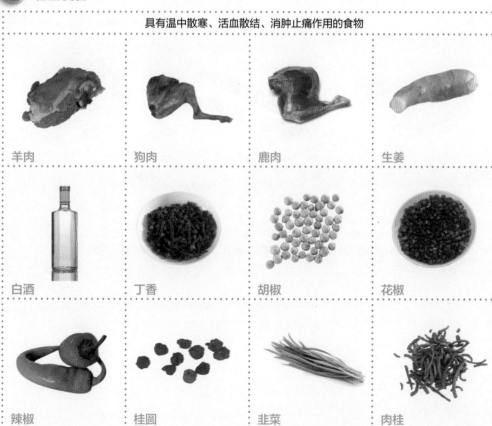

具有温中散寒、活血散结、消肿止痛作用的食物

羊肉	狗肉	鹿肉	生姜
白酒	丁香	胡椒	花椒
辣椒	桂圆	韭菜	肉桂

不宜食物

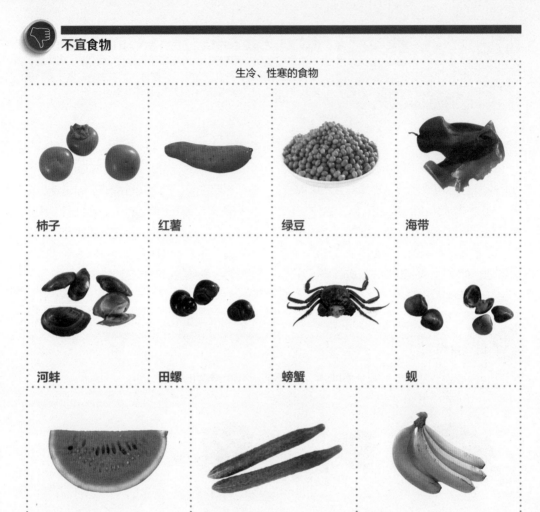

生冷、性寒的食物

柿子	红薯	绿豆	海带
河蚌	田螺	螃蟹	蚬
西瓜	黄瓜	香蕉	

生活一点通	除皮肤起水疱或溃烂者外，用生姜片或辣椒涂擦易患冻疮的部位，每日2次，可减轻或避免冻疮的发生。1周后，症状可缓解，表皮逐渐脱落，不留疤痕。

神经性皮炎

病症简介 神经性皮炎是一种局限性皮肤神经功能障碍性皮肤病，和中医所谓的牛皮癣、摄领疮相似，是以阵发性瘙痒和皮肤苔藓化为特征的慢性皮肤炎症。

病症类型 局限性神经性皮炎，弥漫性神经性皮炎。

临床表现

本病初发时，仅有瘙痒感，而无原发皮损，由于搔抓及摩擦，皮肤逐渐出现粟粒至绿豆大小的扁平丘疹，呈圆形或多角形，坚硬而有光泽，呈淡红色或正常皮色，散着分布。因有阵发性剧痒，患者经常搔抓，丘疹逐渐增多，日久则融合成片，肥厚、苔藓样变，表现为皮纹加深、皮嵴隆起，皮损变为暗褐色，干燥，有细碎脱屑。斑片样皮损边界清楚，边缘可有小的扁平丘疹，散在而孤立。

致病原因

现代医学认为与精神因素、胃肠道功能障碍、内分泌功能紊乱、体内慢性感染和局部的外来刺激有关。中医认为其由风湿蕴肤、经气不畅所致。

 相宜**食物**

具有清热解毒、清热泻火、清利湿热作用的食物

马兰头	芹菜	枸杞子	马齿苋
苦瓜	菜瓜	丝瓜	冬瓜
黄瓜	西瓜	空心菜	田螺

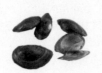

河蚌

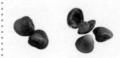

蚬

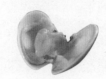

蛤蜊

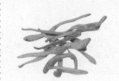

金银花

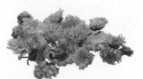

白菊花

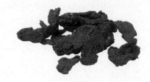

地黄

 不宜食物

性热助火、温补助邪

辣椒

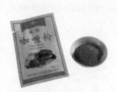

咖喱

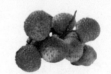

生姜

荔枝

肥甘厚腻、助湿生热、温热食品

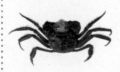

螃蟹

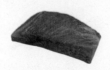

牛肉

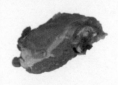

羊肉

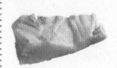

猪肥肉

烧伤

临床表现

Ⅰ度烧伤表现为皮肤轻度红、肿、热、疼痛，感觉过敏，表皮干燥，无水疱；浅Ⅱ度烧伤表现为受伤皮肤剧痛、感觉过敏、有水疱，疱皮脱后可见创面均匀发红、潮湿、水肿明显；深Ⅱ度烧伤表现为痛觉迟钝，可有或无水疱，基底苍白，间有红色斑点，创面潮湿，拔毛时痛，数日后，若无感染发生，可出现网状栓塞血管；Ⅲ度烧伤表现为皮肤痛觉消失、无弹性、干燥、无水疱。

致病原因

主要是由于火焰、蒸汤、热水、热油、电流、放射线、激光或强酸、强碱等化学物质作用于人体所引起的。

 相宜食物

含锌的食物，有利于伤口愈合

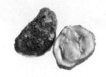 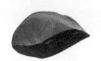 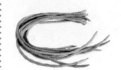 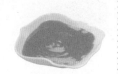

牡蛎　　　　肝脏　　　　荚豆类　　　　花生酱

维生素A、B族维生素、维生素C族含量高的食物

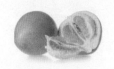 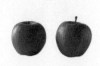 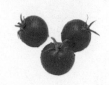 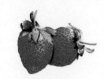

柚子　　　　苹果　　　　西红柿　　　　草莓

补充大量水分，及时排出体内毒素

   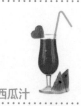

绿豆汤　　　　菜汤　　　　蜂蜜　　　　西瓜汁

不宜食物

辛辣、刺激性食物

酒	大蒜	辣椒	芥末
咖喱	桂皮	八角	茴香

发物及性热、过于油腻的食物

狗肉	羊肉	鹿肉	柑橘
樱桃	荔枝	杏	雀肉

痤疮

病症简介 痤疮是皮肤科最常见的疾病之一，又叫青春痘、粉刺、毛囊炎，多发于面部。

病症类型 寻常痤疮，聚合性痤疮，暴发性痤疮。

临床表现

初起皮损多为位于毛囊口的粉刺，分白头粉刺和黑头粉刺两种，在发展过程中可产生红色丘疹、脓疱、结节、脓肿、囊肿及瘢痕。皮损好发于颜面部，尤其是前额、颊部、颏部，其次为胸背部、肩部皮脂腺丰富区，对称性分布，偶尔也发生在其他部位。

致病原因

痤疮的发生原因较复杂，与多种因素有关，如饮食结构不合理、精神紧张、内脏功能紊乱、生活或工作环境不佳、某些微量元素缺乏、遗传因素、大便秘结等。但主要诱因是青春期发育成熟，体内雄性激素水平升高，聚集成黄白色物质栓塞在毛孔内，即形成粉刺。

相宜食物

清热、利湿、排毒的食物			
绿豆	冬瓜	莲子	苹果
含有丰富维生素的清淡饮食			
胡萝卜	豆制品	鸡蛋	脱脂牛奶
富含锌的食物			
坚果	鱼	猪瘦肉	牡蛎

不宜食物

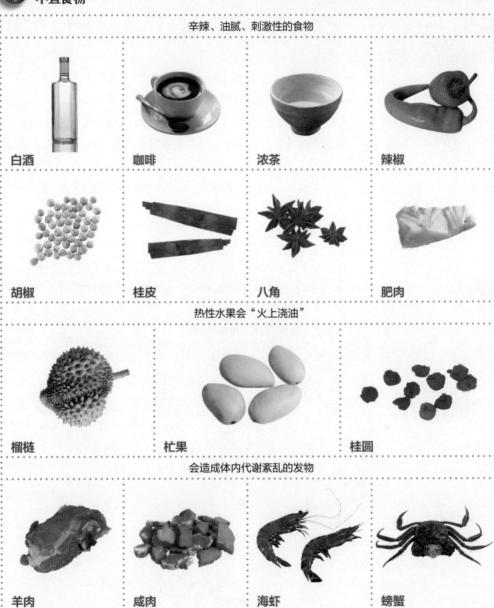

辛辣、油腻、刺激性的食物

白酒　　　咖啡　　　浓茶　　　辣椒

胡椒　　　桂皮　　　八角　　　肥肉

热性水果会"火上浇油"

榴梿　　　杧果　　　桂圆

会造成体内代谢紊乱的发物

羊肉　　　咸肉　　　海虾　　　螃蟹

黄褐斑

病症简介 黄褐斑又名肝斑、面尘，是发生于面部的黄褐或深褐色斑片。黄褐斑夏季颜色加深，多见于女性，男性也可发生。

病症类型 面部中央型黄褐斑，面颊型黄褐斑，下颌型黄褐斑。

临床表现

斑片大小不定，形状不规则，边界清楚，基本对称，常分布于颧、颈、鼻或口周，无任何自觉症状，但影响容颜。

致病原因

黄褐斑的病因尚不明确，但临床上常认为与内分泌功能改变有关。妇女妊娠期或口服避孕药者及其他因素都可能导致黄褐斑。慢性胃肠疾病、肝病、结核、癌瘤、恶性淋巴瘤和慢性酒精中毒等也会引起该症。此外，强烈的日晒、化妆品的使用也可诱发黄褐斑。黄褐斑也见于未婚、未孕的正常女性或男性，其原因不明。

 相宜食物

富含维生素C和维生素E的食物

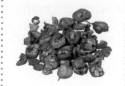
山楂

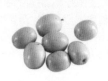
青枣

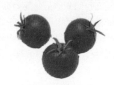
西红柿

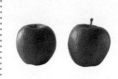
苹果

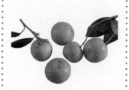
柑橘

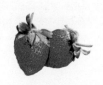
草莓

桃子

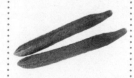
黄瓜

抑制黑色素沉积、延缓衰老的食物

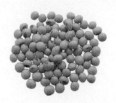
黄豆

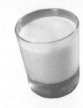
牛奶

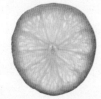
柠檬

不宜食物

油炸食品、腌渍食物和刺激性强的食物，加重黑色素沉着

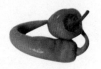

辣椒

浓茶

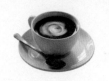

咖啡

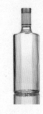

白酒

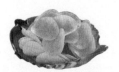

薯片

酸菜

咸菜

生活一点通　　现代医学对本病还没有满意的疗法，主要采用内服维生素C、外用软膏等脱色剂治疗。中医治疗效果较好，能补血活血、疏肝理气、滋阴生津、补益肝肾，主治鱼鳞病、黄褐斑、雀斑、老年斑等各种色素沉着病。一般来说，患者可以在日常生活中养成良好的生活习惯和护肤习惯，并在皮肤科医生的指导下选择合适的治疗方法或配合皮肤美容、中医治疗，控制斑点蔓延，将色斑的"负面"影响减到最小。

脱发

病症简介　脱发是指头发脱落的现象。正常脱落的头发都是处于退行期及休止期的毛发，由于进入退行期与新进入生长期的毛发处于动态平衡。病理性脱发是指头发异常或过度的脱落。
病症类型　暂时性脱发，永久性脱发。

临床表现

脱发的主要症状是头发油腻，如同擦了油一样；亦有焦枯发蓬，缺乏光泽；有淡黄色鳞屑固着难脱，或灰白色鳞屑飞扬，自觉瘙痒。若是男性脱发，主要是前头与头顶部，前额的发际与鬓角往上移，前头与顶部的头发稀疏、变黄、变软，终使额顶部一片光秃或有些茸毛。

致病原因

①病理性原因，由于病毒、细菌、高热使毛母细胞受到损伤。②物理性原因，空气污染物堵塞毛囊导致的脱发。③化学性原因，有害化学物质对头皮组织毛囊细胞的损害导致脱发。④营养性原因，消化吸收功能障碍造成营养不良导致脱发。

相宜食物

多食含有丰富铁质的食品

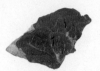

猪瘦肉 | 菠菜 | 包菜 | 猪肝

含碱性物质的新鲜蔬菜和水果

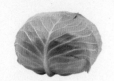

海带 | 葡萄 | 柿子 | 无花果

富含锌的食物

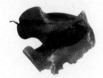

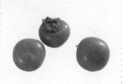

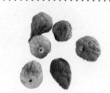

牡蛎 | 板栗 | 核桃 | 花生

补充维生素E可抵抗毛发衰老

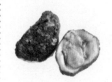

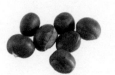

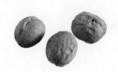

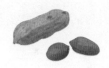

豆类 | 坚果 | 黑芝麻 | 花菜

富含维生素B6的食物

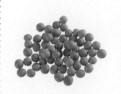

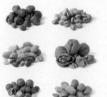

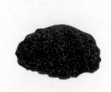

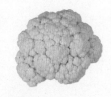

土豆 | 香蕉 | 蛋黄 | 甘蓝

不宜食物

辛辣刺激、肥腻食物

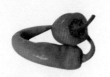

辣椒

芥末

白酒

肥肉

海鲜、热性食物

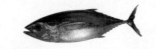

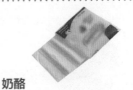

牛肉

金枪鱼

奶酪

肩周炎

病症简介 肩周炎是肩关节周围肌肉、肌腱、滑囊和关节囊等软组织的慢性无菌性炎症。炎症导致关节内外粘连，从而影响肩关节的活动。

临床表现

肩部疼痛难忍，尤以夜间为甚，睡觉时常因肩怕压而取特定卧位，翻身困难，影响入睡。肩关节活动受限，影响日常生活。端碗用筷以及穿衣提裤也感到困难等。病重时生活不能自理，日久者可见患肢肌肉萎缩，患肩比健肩略高耸、短窄，肩周有压痛点。局部肌肉粗钝变硬，肩关节活动范围明显受限，甚至不能活动。

致病原因

因年老体衰，全身退行性病变，活动功能减退，气血不旺盛，肝肾亏虚，复感风寒湿邪，久之筋凝气聚、气血凝涩、筋脉失养、经脉拘急而发病。

 相宜食物

发病期间，应选择具有温通经脉、祛风散寒、除湿镇痛作用的食物

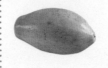

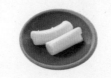

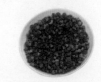

薏米

木瓜

葱白

花椒

发病期间，应选择具有温通经脉、祛风散寒、除湿镇痛作用的食物

豆皮	樱桃	豆浆

静养期间则应以补气养血或滋养肝肾等扶正法为主

桂皮	桑葚	葡萄	板栗
黄鳝	牛肝	红枣	阿胶

不宜食物

生冷性凉的食物

螃蟹	海蜇	绿豆	海带
柿子	西瓜	梨	

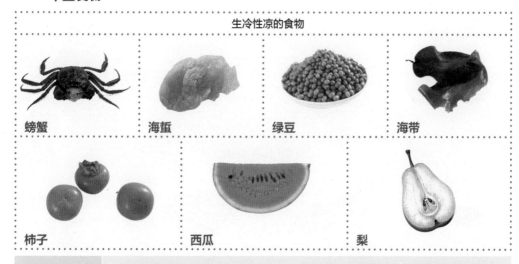

生活一点通	按摩理疗是一项有效的治疗方法，贵在坚持，不能急于求成，急性期需待症状缓解后再施以按摩手法。 康复措施中的几项锻炼方法，不要求一次完成，可交替进行。

风湿性关节炎

病症简介 风湿性关节炎是一种常见的急性或慢性结缔组织炎症，可反复发作并累及心脏。临床以关节和肌肉游走性酸楚、疼痛为特征，属变态反应性疾病，是风湿热的主要表现之一，多以急性发热及关节疼痛起病。

临床表现

肢体关节、肌肉、筋骨发生疼痛、酸麻、沉重、屈伸不利甚至关节红肿、发热等。一年四季均有，阴雨天会加重。疼痛游走不定，一段时间是这个关节发作，一段时间是那个关节不适，但疼痛持续时间不长，几天就可消退。

致病原因

为机体正气虚，阳气不足，卫气不能固表，以及外在风、寒、湿三邪相杂作用于人体，侵犯关节所致。是一种与溶血性链球菌感染有关的变态反应性疾病。

 相宜**食物**

富含维生素和钾盐的瓜果蔬菜及碱性食物			
西红柿	土豆	红薯	白菜
苹果	牛奶	玉米	花菜
具有清热利尿作用的食物			
赤小豆	丝瓜	绿豆	梨

不宜食物

温燥辛辣性食物

荔枝　　　　　　　桂皮　　　　　　　　　人参

茴香　　　　　　　花椒　　　　　　白酒　　　　啤酒

类风湿关节炎

病症简介 类风湿关节炎是全身性结缔组织疾病的局部表现。如果经久不治，可能导致关节内软骨的破坏甚至残废。

病症类型 急性起病类风湿关节炎，隐匿起病类风湿关节炎，中间型起病类风湿关节炎。

临床表现

①全身表现：最初只有低热、乏力、食欲不振、体重减轻及手足麻木、指端动脉痉挛现象。②皮肤表现：出现皮下结节，常见于肘的伸肌腱，手和足的伸、屈肌腱及跟腱。③关节表现：开始只有关节僵硬，以早晨起床后最为明显，称为晨僵，活动后减轻。

致病原因

一般认为，类风湿关节炎起因是机体内免疫系统发生问题，产生许多不必要的抗体，不仅会杀死病菌，同时也破坏身体正常的结构。最常侵犯的部位是四肢小关节。

 相宜食物

饮食中应增加蛋白质和维生素的摄入

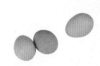
动物血

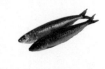
蛋　　　　　　　鱼

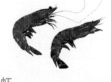
虾

饮食中应增加蛋白质和维生素的摄入

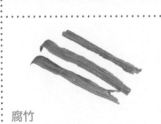

腐竹

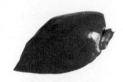

猪肝

黄豆

 不宜食物

脂肪含量高的肥腻食物

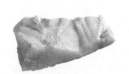

肥肉

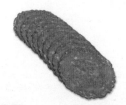

火腿

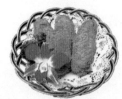

炸鸡

含酪氨酸、苯丙氨酸和色氨酸及尿酸的食物

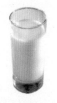

牛奶

羊奶

糖果

海鲜

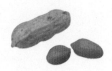

花生

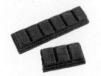

巧克力

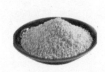

小米

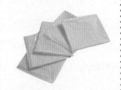

奶酪

含有咖啡因等刺激性的食物

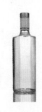

白酒

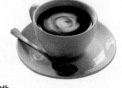

咖啡

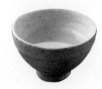

茶

肝炎

病症简介 肝炎是指一组病毒性疾病，即通常所说的甲、乙、丙、丁、戊等型肝炎，也包括由于滥用酒精、使用药物或摄入了环境中毒物引起的肝炎。肝炎是常见的严重传染病之一。

病症类型 急性肝炎，慢性肝炎。

临床表现

①急性肝炎在临床上多表现为起病缓慢、畏寒、发热、乏力、食欲减退、恶心呕吐、肝区胀痛、腹泻等。②慢性肝炎病程一般超过一年，多表现为乏力、食欲不振、腹胀、肝区疼痛、蜘蛛痣、肝掌、肝脾肿大。

致病原因

肝炎有多种致病因素，如病毒、寄生虫、化学物质、药物和毒物、酒精等，侵害肝脏，使得肝脏的细胞受到破坏，肝脏的功能受到损害。有时人体营养不良、劳累，甚至一个小小的感冒发热，都有可能造成肝功能的一过性受损。

 相宜食物

易消化，富含维生素C的食物

白粥　　　西瓜　　　葡萄干　　　红枣

富含B族维生素、维生素C的食物

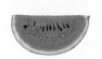

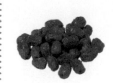
胡萝卜　　　豌豆　　　豆腐　　　蘑菇

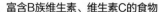

疏肝利胆，保肝养肝的食物

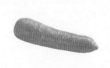
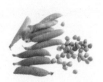
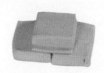

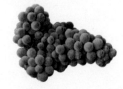
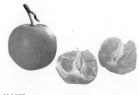
苹果　　　葡萄　　　柑橘

疏肝利胆，保肝养肝的食物

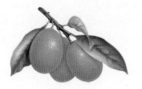
金橘

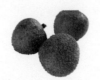
荔枝

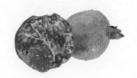
石榴

 不宜食物

辛辣、刺激性食物

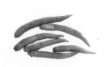
辣椒

白酒

芥末

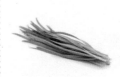
韭菜

含有防腐剂的食物

罐头

方便面

腊肠

胆结石

病症简介 胆结石是胆道系统的常见病，是胆囊结石、胆管结石的总称。胆结石应以预防为主，发病后应即时治疗，一般有非手术及手术治疗两种治疗手段。

病症类型 胆囊结石，肝内胆管结石，胆总管结石。

临床表现

①发热与寒战，发热与胆囊炎症程度有关。②胃肠道症状。胆囊结石急性发作时，继腹痛后常有恶心、呕吐等胃肠道反应。③黄疸，部分胆囊结石患者可以出现一过性黄疸，多在剧烈腹痛之后，且黄疸较轻。④腹痛，胆囊结石发作时多有典型的胆绞痛。其特点为上腹或右上腹阵发性痉挛性疼痛，伴有渐进性加重，常向右肩背放射。

致病原因

肝胆郁滞，气机升降失常，横逆犯脾，中焦健运失职，湿热内生，煎熬胆汁所致。

相宜食物

清淡蔬菜和瓜果

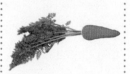

胡萝卜

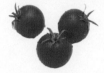

西红柿

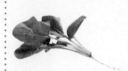

菠菜

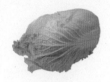

白菜

能促进胆汁分泌和松弛胆道括约肌，有利胆作用的食物

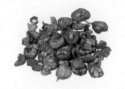

山楂

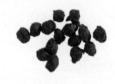

乌梅

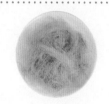

玉米须

富含蛋白质和糖类及微量元素的食物

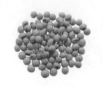

豆类

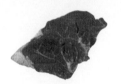

猪瘦肉

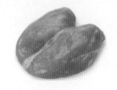

鸡肉

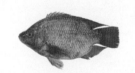

鱼

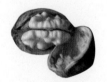

核桃

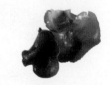

黑木耳

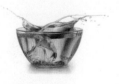

植物油

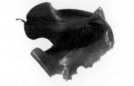

海带

紫菜

不宜食物

高脂肪和高胆固醇的食物

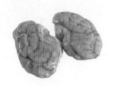

牛髓

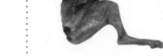

狗肉

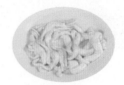

羊髓

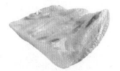

猪肥肉

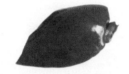

猪肝

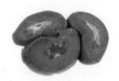

猪腰

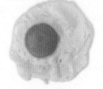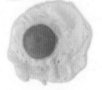

油煎鸡蛋

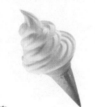

冰激凌

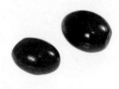

皮蛋

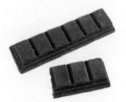

巧克力

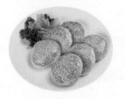

油酥点心

辛辣、刺激性强的食物

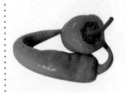

辣椒

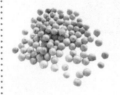

胡椒

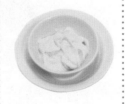

芥末

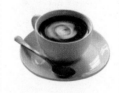

咖啡

生活之宜	❶ 按时进餐，避免胆汁在胆囊内潴留时间过长。 ❷ 注意饮食卫生，防止肠道内进入寄生虫。 ❸ 多进行体育锻炼，尤其是40岁后的女性，在减少脂肪摄入的同时应促进脂肪的分解。 ❹ 有胆囊炎、糖尿病、肾炎、甲状腺功能低下的患者要积极治疗，防止诱发胆结石。 ❺ 每年定期体检，包括肝胆B超检查。
生活之忌	❶ 暴饮暴食 ❷ 不吃早餐，空腹时间太长。 ❸ 喝生水。
生活一点通	随着生活条件的不断提高，亲朋好友间的聚会也逐渐增多，节日期间更是大餐一顿连着一顿，吃大鱼大肉的频率越来越高，暴饮暴食与饮食油腻成了胆结石的主要诱因之一。一些经常忙于应酬、过夜生活、长期出差的男性甚至还会发生肾结石。要想预防胆结石的发生，就一定要注意合理饮食，改变不良生活习惯。胆结石有以下九大诱发因素：经常喜欢吃高糖、高胆固醇、高脂肪食物；患胆道寄生虫病；雌激素增高；肥胖及体力活动减少；胆囊及胆道感染；身患某些疾病；长期不吃早餐；长期精神紧张、抑郁；遗传。

过敏症

病症简介 过敏症是临床免疫学方面最紧急的症状。现在描述为一组包括免疫或非免疫机制、常常是突发的、涉及多个器官的严重临床症状，是一个具有多种诱发物、致病机制不尽相同的临床综合征。在小儿时期本症常见，正常人群中过敏症的总患病率在10%~60%之间。

临床表现

　　有些患者有先兆，早期症状有焦虑、头晕等症状呈全身性，轻重不等。胃肠道症状有恶心、呕吐、腹绞痛、腹泻，其中腹痛常是本病的早期表现，胃肠道症状不常见，而且绝不会单独出现。泌尿生殖系统表现有尿失禁、子宫收缩。

致病原因

　　①任何食物都可能诱发过敏症，但最常引起过敏的是牛奶、蛋清、花生和其他豆科植物、坚果等。②一些药物，如青霉素。③膜翅目昆虫，如蜂类，可引起局部或全身过敏症。④寒冷亦可诱发过敏症。

 相宜食物

含维生素丰富的食物			
油菜	西红柿	柑橘	柠檬

可增强人体免疫力

包菜	芝麻	黑木耳

可预防和减轻过敏症状

洋葱	西红柿	黄瓜	猕猴桃

富含锰元素的食物，可减少有毒物质对皮肤的伤害

黄豆	花菜	红薯

不宜食物

易引发过敏反应的食物

海鲜	鸡蛋	花生	牛奶

使血管扩展，加重过敏反应

茶	白酒	辣椒	花椒

生活一点通	一般说来，在抗原刺激后症状开始得越晚程度越轻，恢复也越快，可在几小时内恢复，有时需要几天，通常会完全恢复。

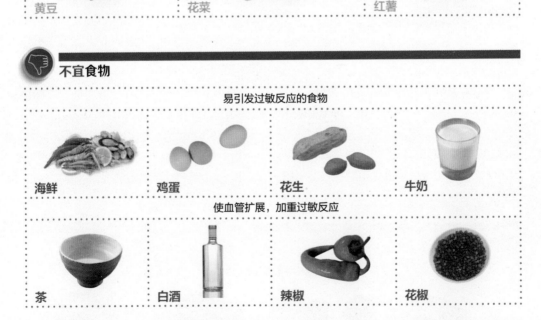

妇产科病症

外科病症是医学中一种以手术治疗为特点的临床病症，主要由创伤、炎症、肿瘤、畸形等原因引起。皮肤科主要治疗各种皮肤病。骨科是外科中一个重要的分支，有时会被看作一个独立的科别。饮食调理对于外科、皮肤科和骨科疾病患者的康复很重要。

月经失调

病症简介 月经失调，也称月经不调，表现为月经周期或出血量的异常，或是月经前、经期时的腹痛及全身症状。

病症类型 血虚型月经不调，肾虚型月经不调，血寒型月经不调，气郁型月经不调。

临床表现

①规则子宫出血包括月经过多或持续时间过长；月经，经量及经期均少。②功能性子宫出血，由内分泌调节系统失调所引起的子宫异常出血。③绝经后阴道出血，指月经停止6个月后的出血，常由恶性肿瘤、炎症等引起。④闭经，指从未来过月经或月经周期已建立后又停止3个周期以上。

致病原因

①情绪异常，长期的精神压抑、生闷气或遭受重大精神刺激和心理创伤。②寒冷刺激，经期受寒冷刺激，会使盆腔内的血管过分收缩。③节食过度，机体能量摄入不足。④嗜烟酒。

 相宜食物

主食及豆类			
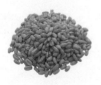	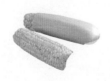	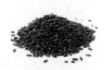	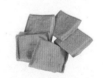
小麦	玉米	紫糯米	豆制品

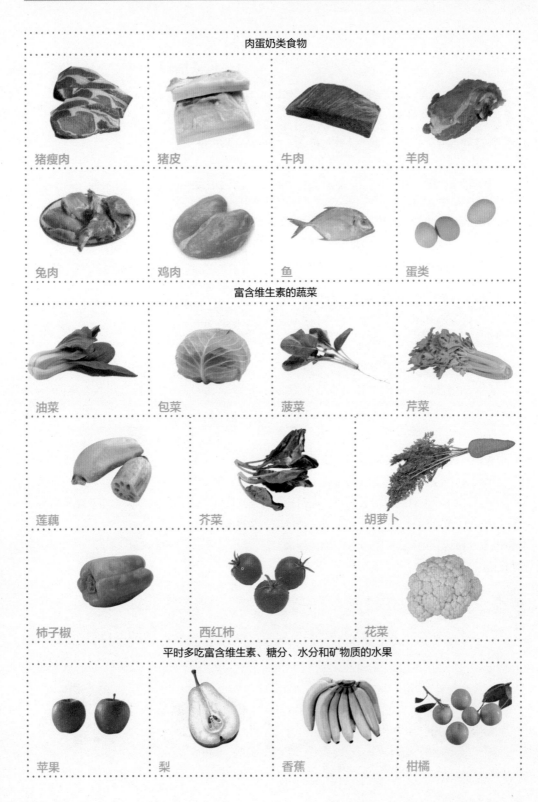

肉蛋奶类食物

猪瘦肉　　猪皮　　牛肉　　羊肉

兔肉　　鸡肉　　鱼　　蛋类

富含维生素的蔬菜

油菜　　包菜　　菠菜　　芹菜

莲藕　　芥菜　　胡萝卜

柿子椒　　西红柿　　花菜

平时多吃富含维生素、糖分、水分和矿物质的水果

苹果　　梨　　香蕉　　柑橘

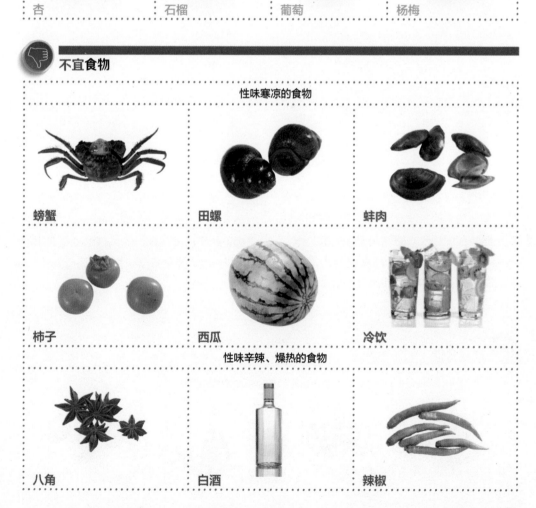

平时多吃富含维生素、糖分、水分和矿物质的水果

山楂

马蹄

桃子

杏

石榴

葡萄

杨梅

不宜食物

性味寒凉的食物

螃蟹

田螺

蚌肉

柿子

西瓜

冷饮

性味辛辣、燥热的食物

八角

白酒

辣椒

油腻食物

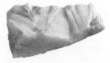

肥肉

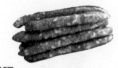

香肠

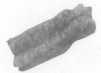

油条

生活一点通	自我按摩缓解月经不调
	先仰卧，以右手鱼际先揉按腹部的气海穴约1分钟，再以右手拇指指腹罗纹面依次点按双侧下肢的三阴交穴，每穴点按一分钟，最后用1只手手掌按摩小腹部约1分钟。改俯卧，双手手掌在腰骶部上下往返按摩2分钟，再用双手拇指指端依次点按肾俞、命门等穴各30分钟，直到稍感酸胀，最后以双手五指同时提拿双侧肾俞穴各3次。此外，经期勿提重物及做剧烈运动以免下腹部用力，造成经血过多或延长，但做适度温和的运动，可放松肌肉促进血液循环，阻止水分潴留，更可以促使大脑分泌脑内啡（这是一种使人全身舒畅的"天然鸦片"）。

痛经

病症简介 痛经是指女性在经期及其前后，出现小腹或腰部疼痛，甚至痛及腰骶。每随月经周期而发，严重者可伴恶心呕吐、冷汗淋漓、手足厥冷，甚至昏厥，给工作及生活带来影响。

病症类型 原发性痛经，继发性痛经。

临床表现

女性经期或行经前后的疼痛部位多在下腹部，重者可放射至腰骶部或股内前侧。有50%以上患者伴有全身症状：乳房胀痛、肛门坠胀、胸闷烦躁、悲伤易怒、心惊失眠、头痛头晕、恶心呕吐、胃痛腹泻、倦怠乏力、面色苍白、四肢冰凉、冷汗淋漓、虚脱昏厥等。

致病原因

子宫异常、精神因素、遗传因素、妇科病、少女初潮、心理压力大、久坐导致气血循环变差、经血运行不畅、爱吃冷饮等造成痛经；经期剧烈运动、受风寒湿冷侵袭等均易引发痛经；受某些气味刺激等造成痛经。

 相宜食物

补充富含维生素E的食物

蛋黄

黄豆

香油

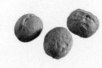

坚果

寒凝气滞、形寒怕冷者，应吃温经散寒的食物

板栗	荔枝	红糖	生姜
茴香	花椒	胡椒	

气滞血瘀者，应吃些通气化瘀的食物

芹菜	荠菜	菠菜	苹果
香菜	空心菜	白萝卜	香蕉
胡萝卜	柑橘	柑橘皮	佛手

身体虚弱者，宜吃些补气、补血、补肾之品

核桃	荔枝	桂圆
青枣	枸杞子	山药

不宜食物

寒性及海鲜类食物

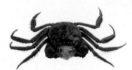

螃蟹

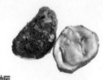

牡蛎

西瓜

妨碍铁元素吸收的食物

浓茶

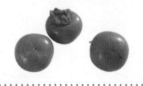

柿子

含有咖啡因或酒精的饮料

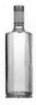

白酒

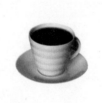

咖啡

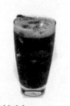

碳酸饮料

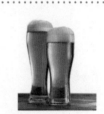

啤酒

影响镁元素吸收的甜品

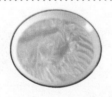

奶油

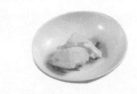

黄油

生活之宜	❶ 讲究经期卫生，平时可泡矿物质澡。 ❷ 平时加强体育锻炼，可练习瑜伽操。 ❸ 保持心情愉悦。
生活之忌	❶ 经期受寒受潮。 ❷ 吸烟、喝酒，饮用含有咖啡因的饮料和碳酸饮料。 ❸ 精神压力大，情绪抑郁烦躁。
生活一点通	缓解痛经的方法 ❶ 热敷法。在小腹上放个暖水袋，或在床上放一条加热的毯子。 ❷ 喝牛奶可以补充体内钙质，帮助体内电解质平衡，缓解痛经。

女性性功能障碍

病症简介 女性性功能障碍是指不能进行正常的性行为或者在正常性行为中不能得到性满足的一类障碍，会对双方的生活和谐造成阻碍。

病症类型 性欲减退，性厌恶，性兴奋障碍。

临床表现

①性欲减退。②性厌恶：对性活动或性生活思想的一种持续性憎恶的反应。③性兴奋障碍：指性兴奋经常地或持续地延迟或缺乏。④性高潮障碍：指女性虽有性要求，性欲正常或较强，性高潮仍延迟或缺乏。⑤性交疼痛：有前庭炎、阴道萎缩、阴道炎等因素和生理、心理因素。

致病原因

①尚未进入绝经期的女性因生理、心理因素出现性功能障碍。②糖尿病、椎骨的损伤、高血压、高脂血症等心血管疾病会导致性功能障碍。③某些药物很有可能导致性功能障碍。④夫妻性生活时，阴道壁和阴茎的摩擦减少，这也会导致性功能障碍。

 相宜食物

具有滋阴补肾作用的食物

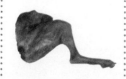 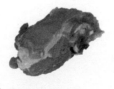 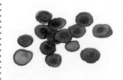 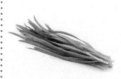

| 狗肉 | 羊肉 | 鹿茸 | 韭菜 |

 不宜食物

高脂肪的食物

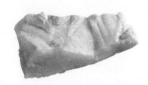 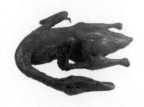

肥肉　　　　　　　　　　　　烤鸭

盆腔炎

病症简介 盆腔炎是以小腹或少腹疼痛拒按或坠胀，引及腰骶，或伴发热、白带增多等为主要表现的妇科病症。

病症类型 急性盆腔炎，慢性盆腔炎，结核性盆腔炎，慢性盆腔结缔组织炎。

临床表现

①急性盆腔炎多有高热、畏寒、下腹剧疼及压痛。②慢性盆腔炎多表现为：全身症状多不明显，有时可有低热，易感疲劳，病程时间较长，部分患者可有神经衰弱症状。

致病原因

①女性生殖器的特殊结构。②女性生殖器的自然防御机制容易受到破坏。③医源性感染，抗代谢药物的应用。④性行为、性生活过于频繁。⑤其他因素，如结核病、阑尾炎、外科手术、妇科肿瘤等疾病和因素也容易导致盆腔炎的发生。

 相宜食物

清淡易消化食物

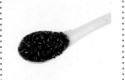
赤小豆

冬瓜

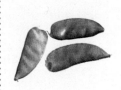
扁豆

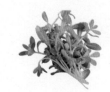
马齿苋

具有活血、理气散结的功效的食物

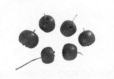
山楂

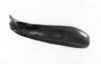
茄子

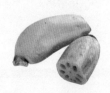
莲藕

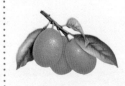
金橘

补充营养，多吃高热量、高蛋白、易消化的

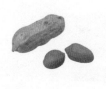
花生

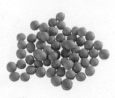
豆类

鲜奶

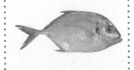
鱼

急性盆腔炎患者应多饮水，给予半流质食物

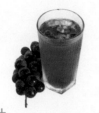

葡萄汁

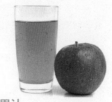

苹果汁

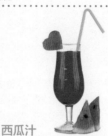

西瓜汁

米汤

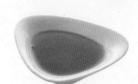

酸梅汤

 不宜食物

忌食辛辣温热、刺激性食物

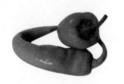

辣椒

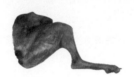

狗肉

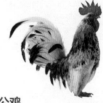

公鸡

肥腻、寒凉黏滞食品

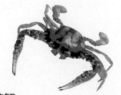

螃蟹

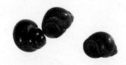

田螺

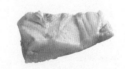

肥肉

生活之宜	① 勤换洗内裤，每晚用清水清洗外阴，保持会阴部清洁干燥。 ② 注意保暖。 ③ 劳逸结合，积极治疗。
生活之忌	① 吹空调或直吹对流风。 ② 穿紧身、化纤质地的内裤。 ③ 人流术、上环和取环等妇科手术后及月经期有性生活，经期游泳、盆浴、桑拿等。

更年期综合征

病症简介 女性更年期综合征是由雌激素水平下降而引起的一系列症状。更年期妇女，由于卵巢功能减退，垂体功能亢进，分泌过多的促性腺激素，引起自主神经紊乱。

病症类型 肝肾阴亏型更年期综合征，心肾不交型更年期综合征。

临床表现

①月经紊乱。②面部阵热潮红。③心血管及脂代谢障碍。④神经、精神障碍。⑤运动系统退化。

致病原因

女性进入更年期后，家庭和社会环境的变化都可加重其身体和精神负担，使原来已有的某些症状加重。有些本身精神状态不稳定的妇女，更年期综合征就更为明显，甚至喜怒无常。更年期综合征虽然是由于性生理变化所致，但发病率高低与个人经历和心理负担有直接关系。对心理比较敏感的更年期女性来说，生理上的不适更易引起心理的变化，于是出现了各种更年期症状。

 相宜食物

补充蛋白质，最好采用含生理价值高的动物性蛋白质食物			
			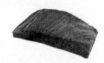
鸡蛋	牛奶	猪瘦肉	牛肉
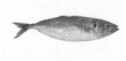	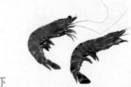	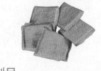	
鱼	虾	豆制品	

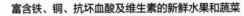
富含铁、铜、抗坏血酸及维生素的新鲜水果和蔬菜

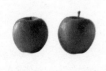		香蕉	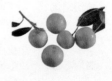
苹果	梨	香蕉	柑橘

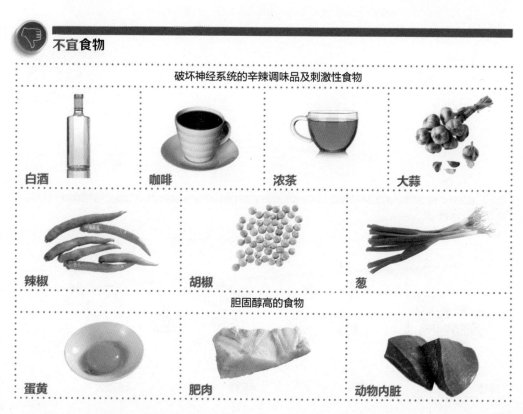

富含铁、铜、抗坏血酸及维生素的新鲜水果和蔬菜

山楂　　　　　　　青枣　　　　　　　菠菜

油菜　　　　　　　西红柿　　　　　　胡萝卜

健脾、益气、补血作用的汤粥类食物

红枣桂圆汤　　　　红枣赤小豆粥　　　红枣莲子糯米粥

不宜食物

破坏神经系统的辛辣调味品及刺激性食物

白酒　　　　咖啡　　　　浓茶　　　　大蒜

辣椒　　　　　　　胡椒　　　　　　　葱

胆固醇高的食物

蛋黄　　　　　　　肥肉　　　　　　　动物内脏

缺乳

病症简介 产后乳汁很少或全无，称为缺乳，亦称乳汁不足。不哺乳不但影响婴儿的健康成长，也不利于产妇的康复，甚至会增加乳腺病的机会。

病症类型 气血虚弱型缺乳，肝郁气滞型缺乳。

临床表现

缺乳的程度和情况各不相同：有的开始哺乳时缺乏，以后稍多但仍不充足；有的全无乳汁，完全不能喂乳；有的正常哺乳，突然高热或七情过极后，乳汁骤少，不足于喂养婴儿。乳汁缺少，证有虚实，如乳房柔软，不胀不痛，多为气血俱虚；若胀硬而痛，或伴有发热者，多为肝郁气滞。

致病原因

缺乳的发生主要与精神抑郁、睡眠不足、营养不良、哺乳方法不当有关。中医认为，缺乳多因素体脾胃虚弱，产时失血耗气，产生气血津液生化不足，气机不畅，经脉滞涩，阻碍乳汁运行等引起。

 相宜食物

应摄入充足的热量和水以及能疏肝解郁、通络下乳的食物

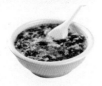

蛋花汤

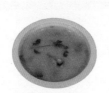

鲜鱼汤

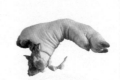

猪蹄

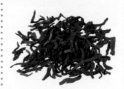

陈皮

 不宜食物

影响乳汁分泌的寒凉或辛辣刺激性食物

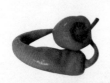

辣椒

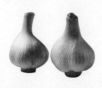

大蒜

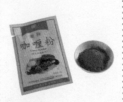

咖喱

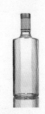

白酒

带下病

病症简介 带下病是指带下绵绵不断，量多腥臭，色泽异常，并伴有全身症状。带下病有"白带"，还有"黄带""黑带""赤带""青带"等。

临床表现

带下病的辨证有虚实之分。临床以实证较多，尤其合并阴痒者更为多见。色白、质清无臭者，属虚；带下量多，色、质异常有臭者，属实。如带下五色夹杂，如脓似血，奇臭难闻，当警惕癌变，应结合必要的检查以明确诊断。

致病原因

带下病的病因主要是脏腑功能失常，湿从内生，或下阴直接感染湿毒虫邪，致使湿邪损伤任带，使任脉不固，带脉失约，带浊下注胞中，流溢于阴窍，发为带下病。

 相宜**食物**

应多吃些具有补脾、温肾、固下作用的食物

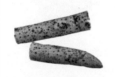
山药

扁豆

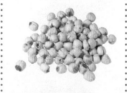
莲子

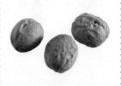
坚果

 不宜食物

容易加重带下症状的生冷寒凉食物

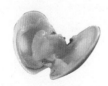
蛤蜊

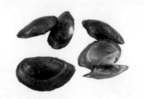
海蚌

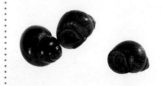
田螺

产后腹痛

病症简介 女性下腹部的盆腔内器官较多，出现异常时，容易引起产后腹痛，包括腹痛和小腹痛，以小腹部疼痛最为常见。

病症类型 月经疼痛，非月经周期疼痛。

临床表现

腹部疼痛剧烈，而且拒绝触按，按之有结块，恶露不肯下，或疼痛夹冷感，恶露量少，色紫有块。兼见头晕目眩，心悸失眠，大便秘结，舌质淡红，舌苔薄，脉细弱。产后出现下腹阵发性疼痛，难以忍受，或腹部绵绵，持续不解，不伴寒热等证者，可诊断为产后腹痛。

致病原因

由于分娩时失血过多，冲任空虚，胞脉失养，或因血少气弱，运行无力，以致血流不畅，迟滞而痛。或因产后正气虚弱，起居不慎，寒邪入侵胞脉，血为寒凝，肝气郁结，疏泄失常，气机不宣，恶露当下不下，以致腹痛。

 相宜食物

具有活血、散寒、止痛作用的食物			
猪蹄	鲫鱼	鸡肉	猪瘦肉
鸡蛋	红枣	阿胶	山楂
当归	猪肝	黑木耳	莲子
胡萝卜	苹果	香蕉	燕窝

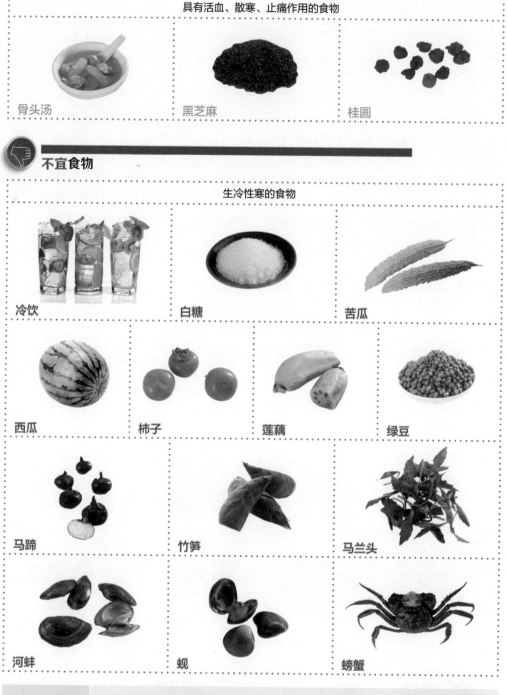

具有活血、散寒、止痛作用的食物

骨头汤　黑芝麻　桂圆

不宜食物

生冷性寒的食物

冷饮　白糖　苦瓜

西瓜　柿子　莲藕　绿豆

马蹄　竹笋　马兰头

河蚌　蚬　螃蟹

生活一点通　　产后腹痛是产后的自然现象，因为胎儿、胎盘分娩出后，空虚增大的子宫须逐渐收缩而恢复至妊娠前大小，子宫缩复时宫内血流暂时被阻止，可出现腹痛，但这种腹痛较轻，可以耐受，不需治疗，如果腹痛较剧烈可按中医辨证治疗。

外阴瘙痒

病症简介 外阴瘙痒是外阴各种不同病变所引起的一种症状，但也可发生于外阴完全正常者，一般多见于中年女性，当瘙痒加重时，患者多坐卧不安，以致影响生活和工作。

临床表现

外阴及阴道瘙痒，甚则痒痛难忍，坐卧不宁，或伴带下增多。常系阵发性发作，也可为持续性的，一般夜间加剧，无原因的外阴瘙痒一般仅发生在生育年龄或绝经后女性，多波及整个外阴部，但也可能仅局限于某部或单侧外阴，但局部皮肤和黏膜外观正常，或仅有因搔抓过度而出现的抓痕。

致病原因

因肝肾阴虚，精血亏损，外阴失养而致阴痒，或因肝经湿热下注，带下浸渍阴部，或湿热生虫，虫蚀阴中以致阴痒所致。

相宜食物

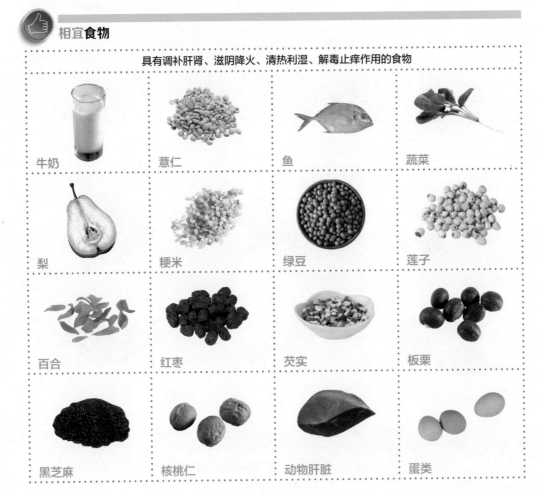

具有调补肝肾、滋阴降火、清热利湿、解毒止痒作用的食物

牛奶	薏仁	鱼	蔬菜
梨	粳米	绿豆	莲子
百合	红枣	芡实	板栗
黑芝麻	核桃仁	动物肝脏	蛋类

不宜食物

辛辣温燥、性热助火、甜腻的食物

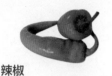
辣椒

花椒

猪油

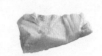
猪肥肉

奶油

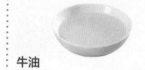
牛油

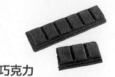
巧克力

糖果

奶酪

蛋糕

白酒

妊娠呕吐

病症简介 妊娠呕吐是指孕妇在早孕期间经常出现择食、食欲不振、轻度恶心呕吐、头晕等症状，一般于停经40天左右开始，孕12周以内反应消退，对生活、工作影响不大，不需特殊处理。而少数孕妇出现频繁呕吐，不能进食，导致体重下降，脱水，酸碱平衡失调，以及水、电解质代谢紊乱严重者危及生命。

临床表现

女性怀孕后出现呕吐，厌食油腻，头晕乏力，或食入即吐的症状。通常停经6周左右出现恶心、流涎和呕吐，并随妊娠天数逐渐加重，至停经8周左右发展为频繁呕吐不能进食，呕吐物中有胆汁或咖啡样分泌物。患者消瘦明显，极度疲乏，口唇干裂，皮肤干燥，眼球凹陷，尿量减少，营养摄入不足使体重下降。

致病原因

此病为冲脉之气上逆，循经犯胃，胃失和降所致。

 相宜食物

容易消化和吸收，也可以防吐的食物

甘蔗

苹果

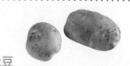
土豆

相宜食物

容易消化和吸收，也可以防吐的食物

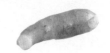
生姜

砂仁

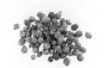
豆蔻

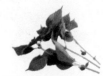
紫苏

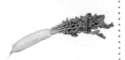
白萝卜

冬瓜

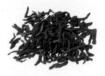
陈皮

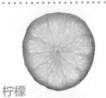
柠檬

 不宜食物

辛辣、温热、甜腻、刺激性强的食物

胡椒

花椒

白酒

咖啡

白酒

蜂蜜

糖类

桂圆

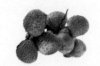
荔枝

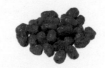
红枣

黄芪

人参

富含粗纤维的食物

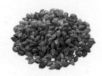
大麦芽

燕麦

妊娠水肿

病症简介 妊娠后，肢体、面目等部位发生水肿，称妊娠水肿。如在妊娠晚期，仅见脚部水肿，且无其他不适者，可不必特殊治疗，症状多在产后自行消失。若在孕早中期发生，则需谨慎对待。
病症类型 脾虚型水肿，肾阳虚型水肿。

临床表现

妊娠后，肢体、面目发生肿胀，先从下肢开始，逐渐蔓延，伴尿量减少、体重增加。脾虚型表现为妊娠数月，四肢面目水肿或遍及全身，伴胸闷气短，口淡无味，食欲不振，大便溏薄，舌质胖嫩，苔薄白或腻、边有齿痕，脉缓滑无力。肾阳虚型表现为妊娠数月，面浮肢肿，尤以腰以下为甚。

致病原因

妊娠期下肢毛细血管压力升高，滤过率增加，静脉压力升高，影响组织液回流，尤其走路时间过长，可使水肿加重。毛细血管通透性增加，尤其是患有妊娠高血压综合征时，全身小动脉痉挛使毛细血管缺氧，血浆蛋白及液体进入组织间隙导致水肿。

 相宜**食物**

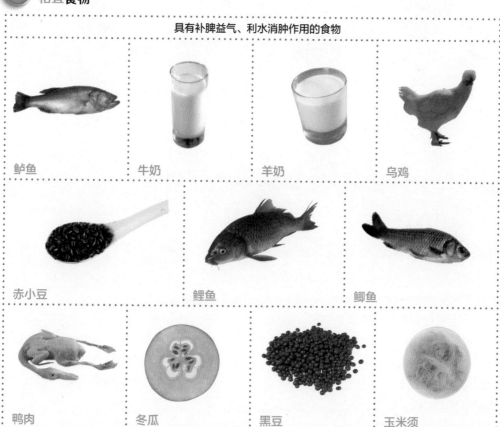

具有补脾益气、利水消肿作用的食物

鲈鱼	牛奶	羊奶	乌鸡
赤小豆	鲤鱼	鲫鱼	
鸭肉	冬瓜	黑豆	玉米须

不宜食物

不易消化的食物

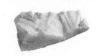

猪肥肉　　　火腿　　　燕麦　　　薏米

辛辣、生冷、刺激性强的食物

白酒　　　咖啡　　　胡椒　　　花椒

过咸食物

咸肉　　　咸鸭蛋　　　豆腐乳

生活一点通　孕妇可以通过体育锻炼和变换体位来改善血液循环，缓解水肿。孕妇尽量不要穿马裤，不要站立时间过长，尽量将鞋脱掉，活动脚趾促进血液循环。如果水肿症状很严重，尤其是孕晚期的时候，可能是身体出现问题的征兆，此时要及时就医。

产后恶露不绝

病症简介　产后恶露持续三周以上仍淋漓不断者，称为产后恶露不绝。现代医学所称的子宫复旧不良所致的晚期产后出血，可属该病范围。

病症类型　气虚型产后恶露不绝，血热型产后恶露不绝，血瘀型产后恶露不绝。

临床表现

产后超过3星期，恶露仍不净，量或多或少，色或淡红或深红或紫暗，或有血块，或有臭味或无臭味，并伴有腰酸痛、下腹坠胀疼痛，有时可见发热、头痛、关节酸痛等。

致病原因

多为冲任失调，气血运行失常所致。产生产后恶露不绝的原因很多，如子宫内膜炎；部分胎盘、胎膜残留；子宫肌炎或盆腔感染；子宫黏膜下或肌壁间肿瘤；子宫肌腺瘤；子宫过度后倾、后屈；羊水过多，胎盘过大使子宫肌肉收缩力弱而影响子宫复旧等。

相宜食物

具有补气摄血、养阴、清热、止血、活血化瘀等功效的食物

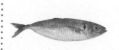
淡水鱼

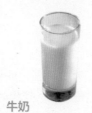
牛奶

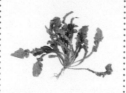
荠菜

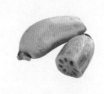
莲藕

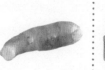
生姜

豆制品

猪肉

桂圆

大米

 不宜食物

性寒、生冷、辛辣耗气的食物

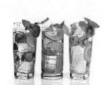
冷饮

梨

绿豆

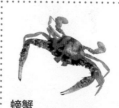
螃蟹

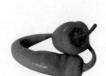
辣椒

大蒜

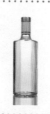
白酒

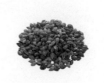
大麦

生活一点通

❶分娩前积极治疗各种病症，如妊娠高血压综合征、贫血、阴道炎等。
❷对胎膜早破、产程长或剖腹产后者，给予抗生素预防感染。
❸分娩后仔细检查胎盘、胎膜是否完全，如有残留者及时处理。
❹坚持哺乳，有利于子宫收缩和恶露的排出。如治疗及时会很快痊愈，恶露干净；如治疗不及时，或身体抵抗力差，有可能会发生产褥期严重感染或遗留慢性盆腔炎。

功能性子宫出血

病症简介 功能性子宫出血，是指异常的子宫出血，是由于神经内分泌系统功能失调所致，通常表现为月经周期不规律、不规则出血等。

临床表现

月经量多，经色淡，质稀，面色苍白，气短懒言，倦怠无力，或动则汗出，小腹空坠，舌质淡，舌苔薄白，脉虚弱无力或经血突然而下，量多势急。或量少淋漓，血色鲜红而质稠，心烦潮热，苔薄黄，脉细数。

致病原因

肾虚不固，冲任失调，瘀阻胞中，血失常度而致。现代医学认为该病主要是由于神经系统和内分泌系统功能失调而引起的月经不正常，正常月经周期有赖于中枢神经系统控制，下丘脑－垂体－卵巢性腺轴系统的相互调节及制约。任何内外因素干扰了性腺轴的正常调节，均可导致功血。

 相宜食物

富含维生素C、铁、铜和叶酸的新鲜瓜果、蔬菜

西红柿	菠菜	油菜	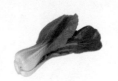 山楂
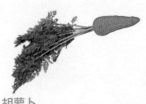 胡萝卜	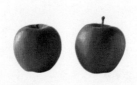 苹果	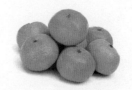 橘子	

经期应补充蛋白质含量高的食物

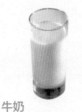 牛奶	鸡蛋	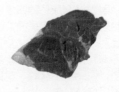 猪瘦肉	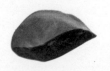 动物内脏

不宜食物

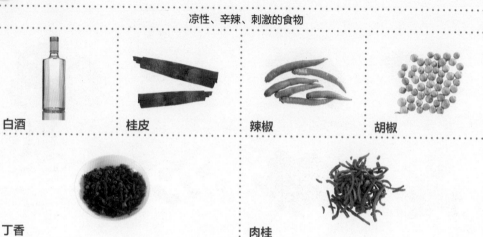

凉性、辛辣、刺激的食物

白酒	桂皮	辣椒	胡椒

丁香	肉桂

生活一点通

女性一般在13~16岁来月经。其中多数在初次行经后很快即建立了正常月经周期，按月行经；而少数由于其内分泌功能尚未完全成熟，可能出现月经紊乱现象。学校或家长应向青少年普及青春期卫生知识，使青春期少女了解有关青春期正常生长发育的知识，以及什么是月经，哪些因素会引起月经异常，月经异常应该怎么办。生理期，每日要用干净的温水洗净外阴，洗时要自前向后洗，不要从后往前洗，以免把肛门附近的细菌带到外阴部位。生理期不可盆浴或坐浴，尽量淋浴或擦浴。擦洗外阴部位的毛巾不可以与别人共用，也不可以洗澡或擦脚，以免把细菌带入阴部。

闭经

病症简介 以女性年逾18周岁，月经尚未来潮，或已来潮、非怀孕而又中断3个月以上为主要表现的月经病称为闭经。

病症类型 原发性闭经，继发性闭经。

临床表现

年过16岁，第二性征已经发育，尚未来经者；或者年龄超过14岁，第二性征没有发育者为原发性闭经。月经已来潮又停止3个周期者为继发性闭经。

致病原因

①处女膜闭锁：由于泌尿生殖窦上皮未向外阴、前庭贯穿所致。常在青春期发现有周期性腹痛，亦有因阴道宫腔积血而形成下腹包块，严重可引起尿频、尿潴留及便秘等压迫症状。②先天性无阴道：副中肾管发育停滞未向下延伸所致。卵巢正常，如合并先天性无子宫或痕迹子宫为女性生殖道畸形综合征。③先天性无子宫：副中肾管中段及尾部未发育所致。

相宜食物

补血养血、调经的食物

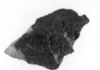

猪瘦肉

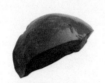

动物肝脏

蛋类

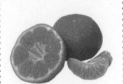

柑橘

羊肉

红枣

桂圆

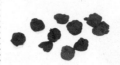

黄花菜

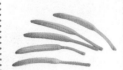

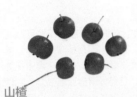

山楂

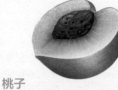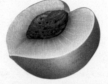

桃子

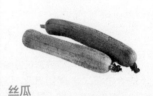

丝瓜

 不宜食物

酸涩、收敛，导致气血运行不畅的食物

猪肥肉

海带

带鱼

田螺

助湿生痰、影响气血运行的食物

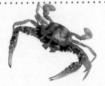

螃蟹

杏

墨鱼

生活一点通	闭经的预防和调护 　　尽量减少宫腔手术，能有效预防闭经。闭经与七情内伤关系密切，宜调节情志。正确处理产程，防止产时、产后大出血。

妊娠高血压

病症简介 妊娠高血压，是妊娠期女性特有的疾病，以高血压、水肿、蛋白尿、抽搐、昏迷、心肾功能衰竭，甚至母子死亡为特点。
病症类型 轻度妊娠高血压，中度妊娠高血压，重度妊娠高血压。

临床表现

主要病变是全身性血管痉挛，而其中挛缩的结果会造成血液减少。临床常见之症状：全身水肿、恶心、呕吐、头痛、视力模糊、上腹部疼痛、血小板减少、凝血功能障碍、胎儿生长迟滞或胎死腹中。

致病原因

目前对妊娠高血压的病因仍不能十分确定，但年龄≤20岁或>35岁的初孕妇，营养不良、贫血、低蛋白血症者患该病的概率要高于其他人。

 相宜食物

有利尿、降低血压作用的食物

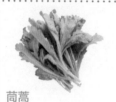 茼蒿
 葡萄
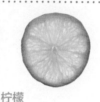 柠檬
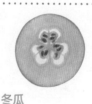 冬瓜

补中益气、利水消肿的食物

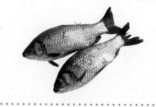 鲫鱼
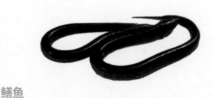 鳝鱼

 不宜食物

导致血压增高的食物

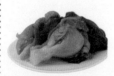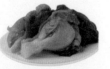 高盐食物
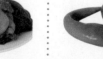 辣椒
 胡椒
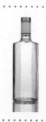 白酒

易产气、使腹腔气压增大的食物

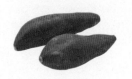	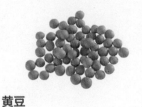	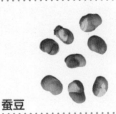
红薯	黄豆	蚕豆

生活一点通	预防妊娠高血压综合征 ❶ 在妊娠早期进行定期检查，主要是测血压、查尿蛋白和测体重。 ❷ 注意休息和营养。心情要舒畅，精神要放松，争取每天卧床10小时以上，并以侧卧位为佳，以增进血液循环，改善肾脏供血条件。饮食不要过咸，保证蛋白质和维生素的摄入。 ❸ 及时纠正异常情况。如发现贫血，要及时补充铁质；若发现下肢水肿，要增加卧床时间，把脚抬高休息；血压偏高时要按时服药。症状严重时要考虑终止妊娠。 ❹ 注意既往史。曾患有肾炎、高血压等疾病以及上次怀孕有过妊娠高血压综合征的孕妇要在医生指导下进行重点监护。 ❺ 一旦孕妇患了妊娠高血压综合征，如果是轻度，可在门诊进行治疗。如果到了中、重程度，则应住院治疗。该症的治疗原则是：镇静、解痉、降压、扩容或利尿，必要时抗凝，适时终止妊娠，防止子痫及严重并发症。

男科病症

男性常见病证包括前列腺疾病、性功能障碍、不育、阳痿、睾丸炎、龟头炎、包皮包茎等。男性常见病症一般用药物治疗，并配合饮食的调补才能尽早康复。

阳痿

病症简介 阳痿是指男性阴茎勃起功能障碍，表现为男性在有性欲的情况下，阴茎不能勃起或能勃起但不坚挺，不能进行性活动。

病症类型 完全性阳痿，不完全性阳痿，原发性阳痿。

临床表现

①阴茎不能完全勃起或勃起不坚，不能顺利完成正常的性生活。②偶有发生阳痿，可能是一时紧张或劳累所致，不属于病态。③阳痿虽然频繁发生，但于清晨或自慰时阴茎可以勃起并可维持一段时间。

致病原因

①精神方面的因素，因某些原因产生紧张心情。②手淫成习，性交次数过多，使勃起中枢经常处于紧张状态。③阴茎勃起中枢发生异常，可致阳痿。④一些重要器官患严重疾病时，如前列腺炎。⑤患脑垂体疾病、睾丸因损伤或患病被切除、肾上腺功能不全或糖尿病患者，都可发生阳痿。

 相宜食物

益肾壮阳的食物

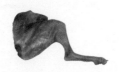 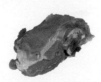 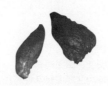 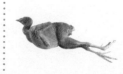

| 狗肉 | 羊肉 | 鹿肉 | 鹌鹑 |

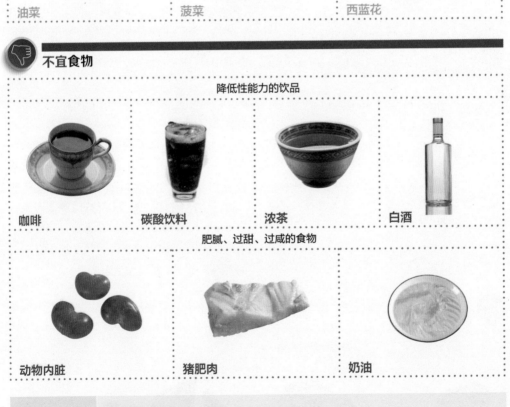

益肾壮阳的食物

韭菜　　　　茴香　　　　核桃

油菜　　　　菠菜　　　　西蓝花

不宜食物

降低性能力的饮品

咖啡　　　碳酸饮料　　　浓茶　　　白酒

肥腻、过甜、过咸的食物

动物内脏　　　猪肥肉　　　奶油

生活一点通

阳痿的治疗方法
❶ 心理调节、口服药物。
❷ 海绵体内注射血管活性药物。
❸ 阴茎假体植入手术。

早泄

早泄是指男子在阴茎勃起之后，未进入阴道或正当纳入而尚未抽动时便已射精，阴茎也随之疲软并进入不应期。

临床表现

性交时未接触或刚接触到女方外阴，亦或插入阴道时间短暂，尚未达到性高潮便射精，随后阴茎疲软，双方达不到性满足即泄精而萎软。同时伴随精神抑郁、焦虑或头晕、神疲乏力、记忆力减退等全身症状。

致病原因

早泄多半是由于大脑皮层抑制过程的减弱、高级性中枢兴奋性过高、对脊髓初级射精中枢的抑制过程减弱以及骶髓射精中枢兴奋性过高所引起。

👍 相宜食物

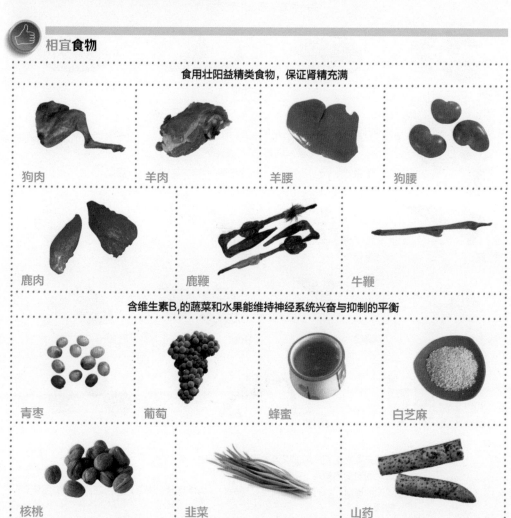

食用壮阳益精类食物，保证肾精充满

| 狗肉 | 羊肉 | 羊腰 | 狗腰 |

| 鹿肉 | 鹿鞭 | 牛鞭 |

含维生素B₁的蔬菜和水果能维持神经系统兴奋与抑制的平衡

| 青枣 | 葡萄 | 蜂蜜 | 白芝麻 |

| 核桃 | 韭菜 | 山药 |

不宜食物

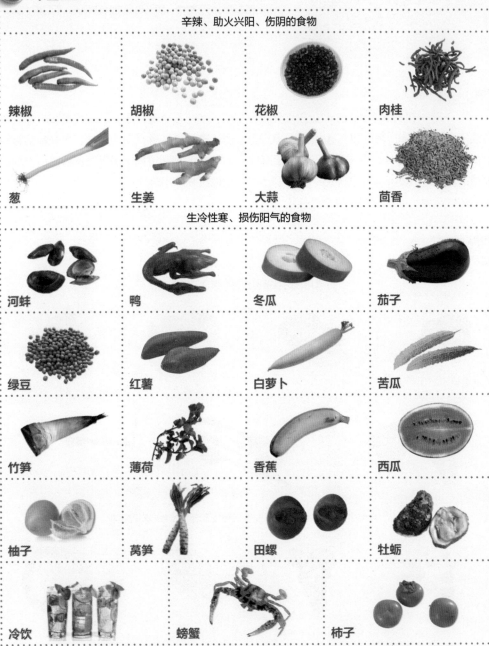

辛辣、助火兴阳、伤阴的食物

辣椒	胡椒	花椒	肉桂
葱	生姜	大蒜	茴香

生冷性寒、损伤阳气的食物

河蚌	鸭	冬瓜	茄子
绿豆	红薯	白萝卜	苦瓜
竹笋	薄荷	香蕉	西瓜
柚子	莴笋	田螺	牡蛎
冷饮	螃蟹	柿子	

生活一点通	❶ 加强夫妻思想和感情的交流，将有助于克服不良心理。 ❷ 做足同房前的爱抚、接吻。 ❸ 改变同房时间。将性生活安排在睡醒时，身体疲劳已解除，精力旺盛，同房质量会提高。

前列腺增生

病症简介 前列腺增生是一种退行性病变，一般成年男性30~40岁时，前列腺就开始有不同程度的增生，50岁以后就容易出现前列腺增大。

病症类型 侧叶增生，后联合或中叶增生，侧叶、中叶增生，颈叶及颈下叶增生。

临床表现

①尿频、尿急。这是一种早期症状。日间及夜间排尿次数增多，且逐步加重。②排尿困难。开始表现排尿踌躇，要等待好久才能排出。③尿失禁。多为晚期症状，特别是夜间患者熟睡时，盆底骨骼松弛，更易使尿液自行流出。④血尿。膀胱颈部的充血或膀胱伴发炎症、结石、肿瘤。

致病原因

这是由于前列腺组织增生，使前列腺功能紊乱，反馈性引起睾丸功能一时性增强所致。性生活会引起和加重前列腺增大，性生活本身会使前列腺长时间处于充血状态。

相宜食物

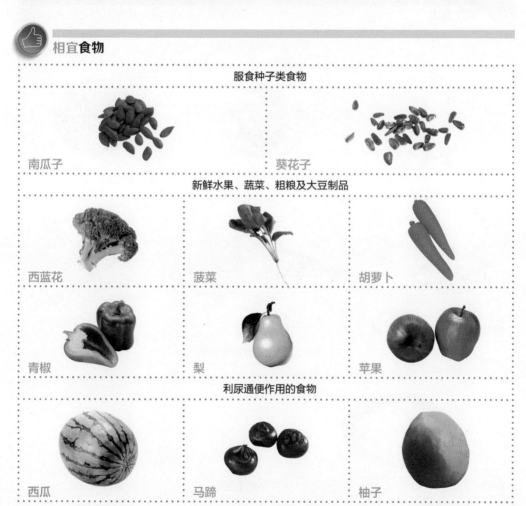

服食种子类食物

南瓜子　　葵花子

新鲜水果、蔬菜、粗粮及大豆制品

西蓝花　　菠菜　　胡萝卜

青椒　　梨　　苹果

利尿通便作用的食物

西瓜　　马蹄　　柚子

利尿通便作用的食物

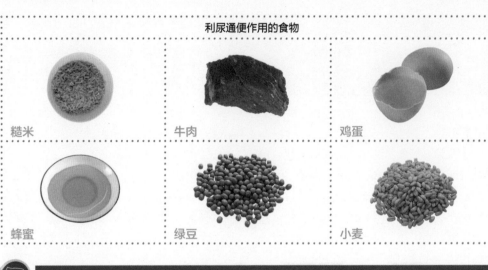

糙米　　　　　　　　牛肉　　　　　　　　鸡蛋

蜂蜜　　　　　　　　绿豆　　　　　　　　小麦

不宜食物

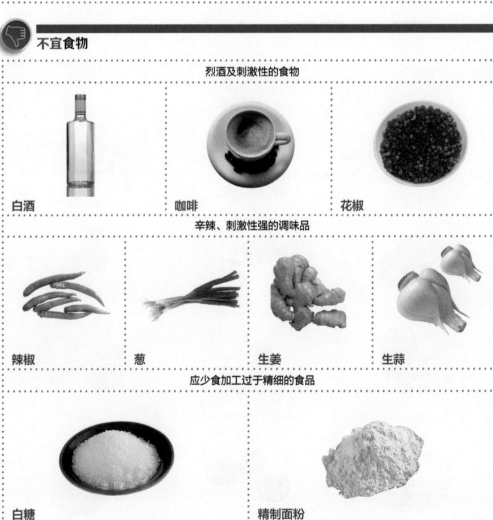

烈酒及刺激性的食物

白酒　　　　　　　　咖啡　　　　　　　　花椒

辛辣、刺激性强的调味品

辣椒　　　　葱　　　　　生姜　　　　　生蒜

应少食加工过于精细的食品

白糖　　　　　　　　精制面粉

生活之宜	❶ 放松心情，减轻生活压力。 ❷ 适当控制性生活频率，做到适度，既不纵欲也不控欲。 ❸ 保持会阴部清洁，经常洗温水澡。
生活之忌	❶ 憋尿。 ❷ 受寒。 ❸ 无节制行房事。
生活一点通	男性阴部通风差，容易藏污纳垢，局部细菌常会乘虚而入，这样就会导致前列腺炎、前列腺增生、性功能下降等，因此，坚持清洗会阴部是预防前列腺增生肥大一个重要环节。清洗要习惯用温水洗，经常洗温水澡可以缓解肌肉与前列腺的紧张，对前列腺增生患者有好处。 　　本症发展缓慢，病程长，若能从中年开始预防，效果更好。除采取上述措施外，还应防止性生活过度，尤其要警惕性交中断行为。据临床观察，多数患者只要能坚持自我保健和注意及时治疗，效果均很好。

男性不育症

病症简介 指夫妇婚后同居 2 年以上，未采取避孕措施而未受孕，其原因属于男方者，亦称男性生育力低下。

病症类型 绝对不育、相对不育。

临床表现

　　原发性男性不育症是指一个男子从未使一个女子受孕。继发性男性不育症是指一个男子曾经使一个女子受孕，而近12个月有不避孕性生活史而未受孕，这种不育有较大的可能性恢复生育能力。

致病原因

　　引起男性不育的常见原因包括先天发育异常、遗传、精液异常、精子不能入阴道、炎症、输精管阻塞、精索静脉曲张、精子生成障碍、纤毛不动综合征、精神心理性因素和免疫、营养及代谢性因素等。

小贴士

　　野味、鱼类等水产品富有人体所需的各种营养成分，特别是蛋白质含量比素食类高得多。

 相宜食物

摄入补肾益精的食物

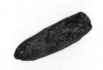 

| 山药 | 鳝鱼 | 白果 | 海参 |

摄入补肾益精的食物

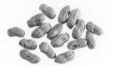

花生

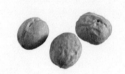

核桃

白芝麻

能够提高性欲，增强生育能力的食物

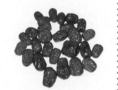

红枣

蜂蜜

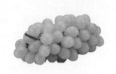

葡萄

莲子

食用菌

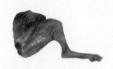

狗肉

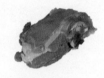

羊肉

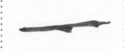

动物鞭类

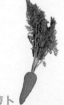

胡萝卜

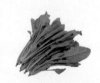

菠菜

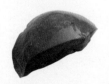

动物肝脏

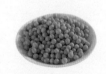

豆类

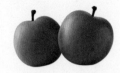

苹果

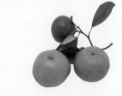

柑橘

含有可以提升生育能力的微量元素，如锌、锰、硒类食物

牡蛎

猪胰

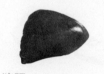

猪肝

牛奶

不宜食物

辛辣油腻的食物

  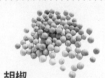 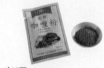

白酒	辣椒	胡椒	咖喱

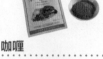

葱	生姜	大蒜	肉桂

 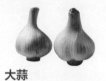 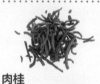

油条	烤鸭	猪肥肉	芹菜

 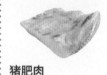

破坏和影响精子质量的食物

碳酸饮料	浓咖啡

生活之宜	❶ 养成良好的生活习惯，注意个人卫生，特别是外生殖器的卫生。 ❷ 调养好身体和心理，保持精力旺盛，心情愉悦。 ❸ 掌握一定的性知识，了解男性生理特征和保健知识。
生活之忌	❶ 接触放射性、污染物质和有毒物品。 ❷ 长时间骑自行车、泡热水澡、穿牛仔裤，引起睾丸温度升高。
生活一点通	❶ 内分泌调理。 ❷ 生殖道炎症的治疗：目前主张联合应用抗生素与抗炎类药物，治疗的效果较好。 ❸ 免疫治疗：应用外科手术切除生殖管道局部的损伤病灶，减少精子抗体的产生，同时使用免疫制剂，可取得较好疗效。 ❹ 外科治疗：现已广泛用于临床的有输精管的显微外科吻合术、附睾管与输精管的显微外科吻合术。 ❺ 人工授精：应用各种物理和生物化学技术处理精液，提高精子受孕能力，进行人工授精。 ❻ 补充锌、硒：锌元素可以维持和助长男性性功能、提高精子质量。缺锌会使男性激素分泌减少，从而使性功能不全、睾丸缩小，从而影响精子的生成、成熟，最终使得精子数目减少、活力下降，精液液化延迟。硒元素是精浆中过氧化物酶的重要组成部分，当精液中硒元素含量降低时，这个酶的活性就降低，不能抑制精子细胞膜脂质过氧化反应，造成精子损伤，死精增多，活性下降。

不射精症

病症简介　不射精症指阴茎虽然能正常勃起和性交，但达不到性高潮和获得性快感，不能射精；或在其他情况下可射精，而在阴道内不射精。

病症类型　功能性不射精症，器质性不射精症。

临床表现

①非性生活时有遗精现象，且性交时间能维持很久而不疲软，在性交过程中不能达到性高潮或射精，没有射精动作，也没有精液排出体外，或即使有性高潮的感受，但既无射精动作，也无精液排出体外。②性生活时没有射精动作，在任何情况下都不射精，并有与原发疾病相应的症状，如前列腺炎、精囊腺结核或精道梗阻。

致病原因

①缺乏性知识。②夫妻双方感情不和等精神因素。③对性生活的刻意克制。④男性包皮过长。⑤其他疾病。

 相宜食物

具有温补下元、益精兴阳作用的食物			
狗肉	羊肉	狗腰	羊腰
海参	虾	淡菜	泥鳅
蚕蛹	鹌鹑蛋	韭菜	人参
鹿茸	核桃	冬虫夏草	牛鞭

不宜食物

寒性生冷的食物

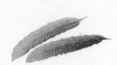

苦瓜

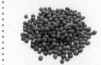

绿豆

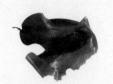

海带

西瓜

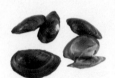

河蚌

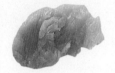

海蜇

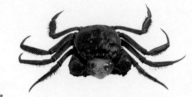

螃蟹

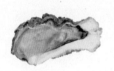

牡蛎

冰激凌

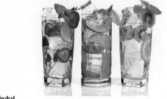

冰镇饮料

儿科病症

在临床上，儿科病症的治疗与成人有很多不同之处，年龄越小，差别越大。儿科常见病症的药物治疗虽然效果明显，但是容易对儿童尚未发育完全的器官造成一定的伤害，因此，饮食调理对病症的治疗就显得十分重要了。

厌食

病症简介 厌食是指小儿较长时期见食不贪、食欲不振，甚至拒食的一种常见病症。如果长期得不到缓解，会引发营养不良和发育迟缓、畸形。

病症类型 积滞不化型厌食，胃阴不足型厌食，脾胃气虚型厌食。

临床表现

临床以不思饮食、食量较同龄正常儿童明显减少、对进食表示反感、病程一般持续2个月以上为特征。城市儿童发病率较高，一般经治疗后可好转。少数长期不愈者可影响儿童的生长发育。

致病原因

①不良的饮食习惯。过多地吃零食，打乱了消化活动的正常规律，会使小儿没有食欲；吃饭时不专心，对进食缺乏兴趣和主动性。②饮食结构不合理。主副食中的肉、鱼、蛋、奶等高蛋白食物多，蔬菜、水果、谷类食物少，冷饮、冷食、甜食吃得多。③家长照顾孩子进食的方法和态度不当。④疾病影响。

 相宜食物

开胃助消化食物		
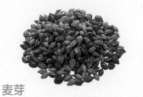	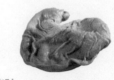	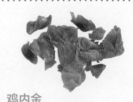
麦芽	猪肚	鸡内金

开胃助消化食物

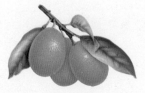
金橘

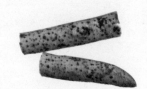
山药

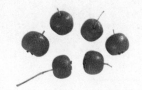
山楂

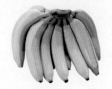
香蕉

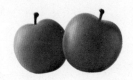
苹果

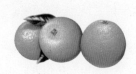
橙子

 不宜食物

冷饮、甜食会导致血液中糖含量增高，没有饥饿感，应少食

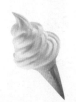
冰激凌

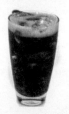
碳酸饮料

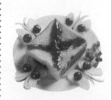
蛋糕

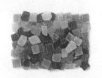
糖果

生活一点通

　　当孩子不爱吃饭时，家长往往很紧张，千方百计让孩子多吃一口。其实，在孩子食欲不振时少吃一顿并无大碍，反而可借此让已疲劳的消化腺有一个休整机会，这样对儿童消化功能的恢复是有好处的。多数孩子饿了自然会产生食欲，自然会吃。有些父母担心孩子营养不良，强迫孩子多吃，并严厉训斥，这对孩子的身体和性格都是一种可怕的压制，可能会使孩子形成逆反心理，认为进食是极不愉快的事，逐渐形成顽固性厌食。

流涎

病症简介 流涎亦称小儿流涎，是幼儿最常见的疾病之一。多见于1岁左右的婴儿，常发生于断奶前后，是一种以流口水较多为特征的病症。
病症类型 生理性流涎，病理性流涎。

临床表现

宝宝口中唾液不自觉从口内流出，常常打湿衣襟，容易感冒和并发其他疾病，有的不经治疗甚至会数年不愈。

致病原因

①当患口腔黏膜炎症以及神经麻痹、延髓麻痹、脑炎后遗症等神经系统疾病时，因唾液分泌过多，或吞咽障碍所致者，为病理现象。②由于婴儿的口腔浅，不会节制口腔的唾液，在新生儿期，唾液腺不发达，到第5个月，唾液分泌量增加，6个月时，牙齿萌出，对牙龈三叉神经的机械性刺激使唾液分泌增多，以致流涎稍多，均属生理现象，不应视作病态。

 相宜食物

对脾胃积热证的患儿应选清热养胃、泻火利脾的食物		
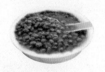		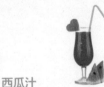
绿豆汤	雪梨汁	西瓜汁

脾胃虚寒证的患儿应选具有温中健脾作用的食物

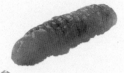	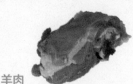	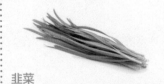
海参	羊肉	韭菜

 不宜食物

脾胃积热证的患儿应避免食用刺激性的食物

	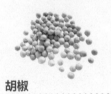		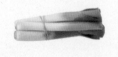
辣椒	胡椒	大蒜	葱

生活之宜	① 保护好孩子口腔周围的皮肤，让其脸部、颈部保持干爽，避免湿疹。 ② 给6个月以上的宝宝啃一些饼干，减少流涎。
生活之忌	① 用粗糙的手帕在其嘴边擦抹，损伤皮肤。 ② 平时穿着太多或太厚。
生活一点通	中医称流涎为滞颐，认为引起本病的原因主要是脾胃积热或脾胃虚寒。脾之液为涎，廉泉乃津液之道路。若小儿脾胃素蕴湿热，致廉泉不能制约，故涎液自流而黏稠，甚则口角赤烂；或因小儿素体脾胃虚寒，不能收摄其津液，以致口角流涎清稀、大便溏薄、面白唇淡。 　　可以通过按摩来治疗小儿流涎。患儿仰卧，家长以掌心在腹部作顺时针方向团摩5分钟。患儿仰卧，家长以两手大拇指自中脘至脐向两旁分推20~50次。清补脾经各100次，揉板门300次。患儿俯卧，家长以中指指腹按揉脾俞、胃俞各1分钟。按揉足三里、三阴交穴各1分钟。

小儿腹泻

病症简介　小儿腹泻是各种原因引起的以腹泻为主要临床表现的胃肠道功能紊乱综合征。发病年龄多在2岁以下，1岁以内者约占50%。

临床表现

　　轻微的腹泻多数由饮食不当或肠道感染引起，患儿精神较好，无发热和精神症状；较严重的腹泻多为致病性大肠杆菌或病毒感染引起，大多伴有发热、烦躁不安、精神萎靡、嗜睡等症状。

致病原因

　　①非感染性因素：小儿消化系统发育不良，对食物的耐受力差，不能适应食物质和量的较大变化；气候突然变化，小儿腹部受凉使肠蠕动增加或因天气过热使消化液分泌减少，因而诱发腹泻。②感染性因素：由多种病毒、细菌、真菌、寄生虫引起的，可通过被污染的日用品、手、玩具或带菌者传播。

小贴士

　　有些过敏体质婴幼儿对牛奶中的蛋白质过敏，应避免饮用。由于牛奶中蛋白质含量达3.5%(人乳仅1.1%)，这类婴幼儿本身又对异种蛋白质过敏，在喝了牛奶后容易引起腹泻、不消化甚至荨麻疹等过敏反应。

相宜食物

补充患儿体内流失的水分

糖盐水

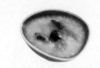

咸稀饭

咸米汤

酸奶

 不宜食物

寒凉、辛辣的水果和蔬菜

梨

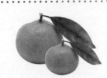

柑橘

白菜

竹笋

洋葱

辣椒

胀气、不易消化的食物

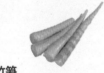

白萝卜

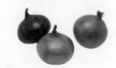

葵花子

豆类

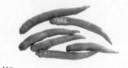

牛奶

蛋白质和脂类食物

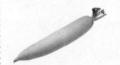

猪肥肉

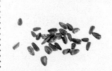

动物内脏

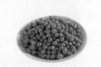

猪油

蛋类

生活一点通

合理喂养对预防和治疗小儿腹泻有重要意义，因此我们应提倡母乳喂养，并及时添加辅食。小儿在添加辅助食物时必须注意从少到多，逐渐增加，使婴儿有个适应过程；从稀到稠，先喝米汤，渐渐过渡到稀饭、软饭；从细到粗。5个月后试加鸡蛋黄、鱼泥、嫩豆腐；7个月以后可添加富有营养、适合其消化吸收的食物，逐渐为断奶做些必要准备，但应避免在夏天断奶。

小儿多汗

病症简介　小儿多汗即汗腺分泌量过多，无故流汗量大，甚至在安静状态下大量流汗。可分生理性多汗和病理性多汗。

临床表现

①身体虚弱的小儿在白天过度活动，晚上入睡后往往多汗，但深睡后汗逐渐消退。②病理性多汗往往在儿童安静状态出现，也可见全身或大半身大汗淋漓或出汗不止。

致病原因

①生理性多汗多见于天气炎热、室温过高、穿衣或盖被过多、体内供热和产热过多（如快速进热食、剧烈运动后）等。②病理性多汗多见于佝偻病、结核病、内分泌疾病、结缔组织病、苯丙酮尿症。

 相宜食物

具有健脾、益气、和胃作用的食品			
粳米	薏米	山药	扁豆
养阴生津的食物			
莲子	青枣	杂粮	豆制品
牛奶	鸡蛋	猪瘦肉	鱼肉
山楂	西瓜	西红柿	胡萝卜

富含维生素的水果和蔬菜

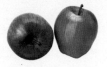
苹果

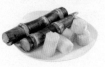
甘蔗

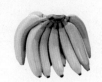
香蕉

葡萄

 不宜食物

生冷冰镇的食品和坚硬不易消化的食物

冰镇饮料

冰激凌

花生

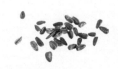
葵花子

煎、炸、烤、熏、油腻不消化的食物和辛辣食物

猪肥肉

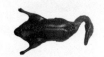
烤鸭

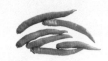
辣椒

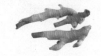
生姜

遗尿

病症简介 遗尿是指3周岁以上的小儿，睡中小便自遗，醒后方觉的一种病症，俗称尿床。

临床表现

多数患儿易兴奋、性格活泼、活动量大、夜间睡眠过深、不易醒，遗尿在睡眠过程中一夜发生1~2次或更多。醒后方觉，并常在固定时间。主要类型分两种，一种为遗尿频繁，几乎每夜发生；另一种遗尿可为一时性，可隔数日或数月发作一次或发作一段时间。

致病原因

①遗传因素：遗尿患者常在同一家族中发病，其发生率为20%~50%。②泌尿系统解剖或功能障碍：泌尿通路狭窄梗阻、膀胱发育变异、尿道感染、膀胱容量及内压改变等均可引起遗尿。③控制排尿的中枢神经系统功能发育迟缓。

相宜食物

肾气不足者宜食具有温补固涩功效的食物

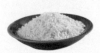

糯米　　　　鸡内金　　　　鱼鳔　　　　莲子

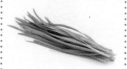

韭菜　　　　黑芝麻　　　　桂圆　　　　乌梅

肝胆火旺者宜食具有清补功效的食物

粳米　　　　薏米　　　　山药　　　　豆腐

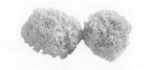

银耳　　　　　　绿豆　　　　　　鸭肉

 不宜食物

削弱脾胃功能、引起多尿的多盐、多糖、生冷食物

绿豆　　　　咸菜　　　　冬瓜　　　　冰激凌

可使大脑皮质的功能失调、导致遗尿的辛辣及刺激性食物

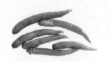

辣椒

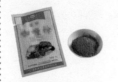

咖喱

生姜

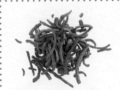

肉桂

味甘淡、利尿作用明显的食物

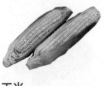

玉米

赤小豆

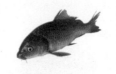

鲤鱼

西瓜

流行性腮腺炎

病症简介 流行性腮腺炎，俗称痄腮，是由腮腺炎病毒引起的急性呼吸道传染病，冬春季节发生流行，老幼均可发病。

病症类型 风热外感型急性腮腺炎，热毒炽盛型急性腮腺炎。

临床表现

发热及腮腺非化脓性肿痛，并可侵犯各种腺组织或神经系统及肝、肾、心、关节等。从外表看，腮腺肿胀多不发红，只是皮肤紧张、发亮。较重的患者有发热、怯冷、头痛、咽痛、食欲不佳、恶心、呕吐等症状，1~2天后出现腮腺肿胀，肿胀部一般不会化脓。

致病原因

腮腺炎病毒侵入人体后，在局部黏膜上皮细胞和淋巴结中复制并进入血流，播散至腮腺和中枢神经系统引起炎症。病毒在此复制后再次侵入血流，并侵犯其他尚未受累的器官。睾丸、卵巢、胰腺甚至脑也可产生非化脓性炎症改变。

 相宜食物

饮食应吃清淡易消化的流质、半流质食物

米汤

牛奶

蛋花汤

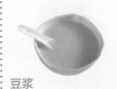

豆浆

具清热解毒效果的食物

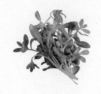

马齿苋

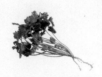

香菜

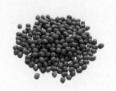

绿豆

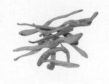

金银花

 不宜食物

刺激腮腺分泌增多、加重疼痛和肿胀的酸、辣、甜味及干硬食物

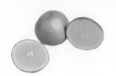

柠檬

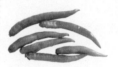

辣椒

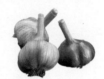

大蒜

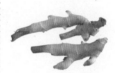

生姜

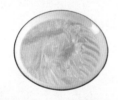

奶油

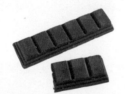

巧克力

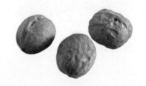

坚果

生活之宜	❶ 对患儿进行隔离。 ❷ 调节饮食，注意休息。 ❸ 用温盐水漱口。
生活之忌	❶ 居室封闭，不通风。 ❷ 不及时清除口腔内食物残渣，出现继发细菌感染。
生活一点通	针灸治疗腮腺炎有良好的效果，但是如果有其他炎症，要配合使用其他疗法来治疗。患者如果发热超过39℃，可采用头部冷敷、温水擦浴等方法，或在医生的指导下服用退热止痛药，如阿司匹林、扑热息痛等，以缓解患者的症状。

小儿肥胖症

病症简介 小儿肥胖症是由于能量摄入长期超过人体的消耗，使体内脂肪过度积聚、体重超过一定范围的一种营养障碍性疾病。
病症类型 单纯性肥胖症，继发性肥胖症。

临床表现

小儿体重超过同性别、同身高正常儿均值20％以上者便可诊断为肥胖症。肥胖可发生于任何年龄，但最常见于婴儿期、5~6岁儿童和青春期。患儿食欲旺盛且喜吃甜食和高脂肪食物。明显肥胖的儿童常有疲劳感，用力时气短或腿痛。

致病原因

①营养素摄入过多：摄入的营养超过机体代谢需要。②活动量过少：缺乏适当的活动和体育锻炼。③遗传因素：肥胖有高度的遗传性，目前认为肥胖多与基因遗传有关。④其他：如调节饱食感及饥饿感的中枢神经失去平衡以致多食。

 相宜食物

热量少而体积大的食物，增加饱腹感

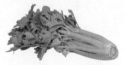
芹菜

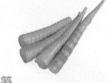
竹笋

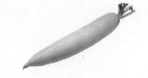
白萝卜

必要时在两餐之间供给热量少、含糖量低的水果

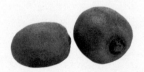
猕猴桃

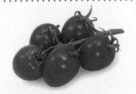
圣女果

 不宜食物

摄入含大量脂肪的煎炸、奶油类食物

巧克力

蛋糕

薯条

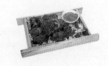
烤肉

精细加工的碳水化合物类食物

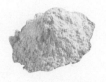

精白面粉

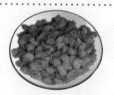

通心粉

生活之宜	❶ 经常晒太阳。 ❷ 加强体育锻炼，消耗多余脂肪。
生活之忌	❶ 使用禁食的不科学方法减肥。 ❷ 根据广告宣传滥用减肥药。
生活一点通	小儿肥胖症的治疗，首先是饮食控制，其次是运动锻炼，关键在于自身下决心以及家长们的监督合作。如果肥胖很严重的话，需用药物治疗减肥过程一定要遵医嘱，使用科学的方法，目前减肥遵循三原则，即不厌食、不乏力、不腹泻。

水痘

病症简介 水痘是由水痘带状疱疹病毒初次感染引起的急性传染病。主要以发热及成批出现周身性红色斑丘疹、疱疹、痂疹为特征。

病症类型 风热型水痘，毒热型水痘。

临床表现

①潜伏期：7~17天，没有任何症状。②前驱期：起病急，幼儿前驱期症状常不明显，开始即见皮疹。③发疹期：在起病当日或第2日出现，初起为红色斑丘疹，数小时后很快变为水疱疹，直径0.3~0.8毫米水滴状小水疱，其周围有红晕。④少数患者呈重型，见于体质虚弱幼小婴儿，免疫缺陷患儿，或正在进行激素等免疫抑制剂治疗的患儿。

致病原因

水痘带状疱疹病毒属疱疹病毒科，病毒先在上呼吸道繁殖，小量病毒侵入血中在单核吞噬系统中繁殖，再次大量进入血循环，形成第二次病毒血症，侵袭皮肤及内脏，引起发病。

 相宜食物

有清热作用的易消化及营养丰富的流质及半流质食物

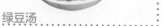
绿豆汤

白粥

面片

有清热作用的易消化及营养丰富的流质及半流质食物

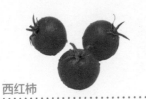

西红柿

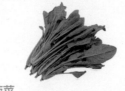

菠菜

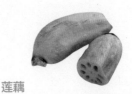

莲藕

新鲜的水果和蔬菜，以补充体内的维生素

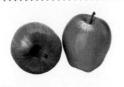

苹果

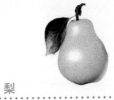

梨

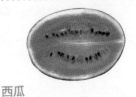

西瓜

👎 **不宜食物**

使水痘增多、增大，延长病程的发物

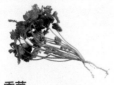

香菜

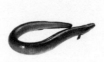

鳗鱼

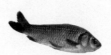

鲫鱼

牛肉

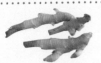

生姜

葱

羊肉

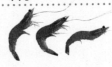

虾

助火生痰、加重病情的辛辣之物

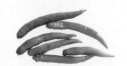

辣椒

辣油

芥末

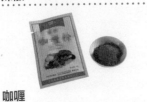

咖喱

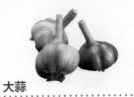

大蒜

韭菜

助火生痰、加重病情的辛辣之物

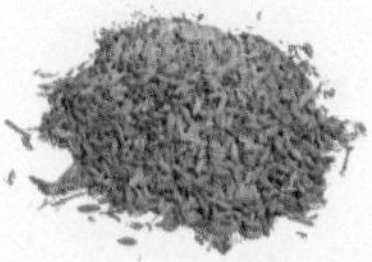

茴香

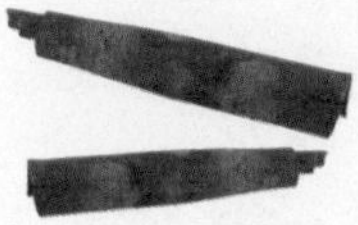

桂皮

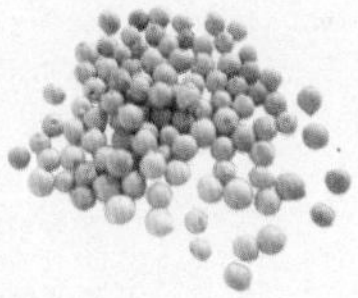

胡椒

难以消化、增加肠胃负担的油腻之物

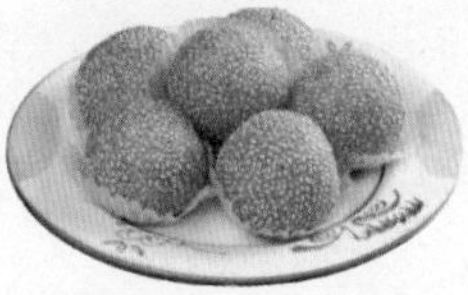

麻球

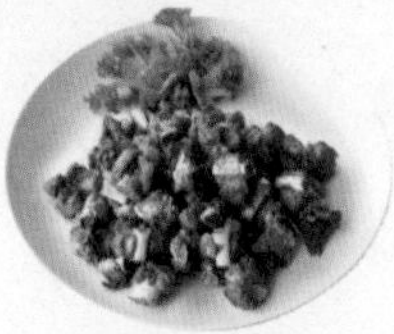

炸猪排

助热生火的热性食物

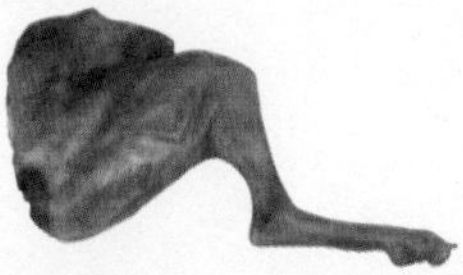

狗肉

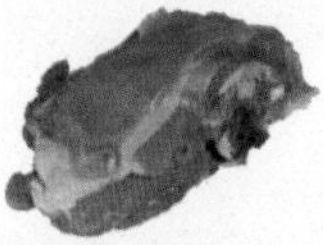

羊肉

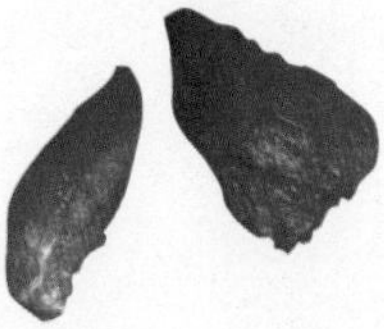

鹿肉

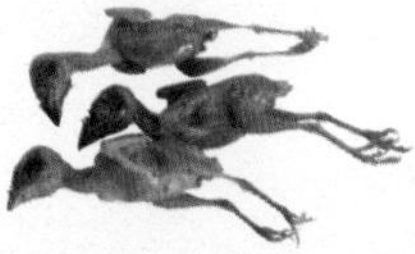

雀肉

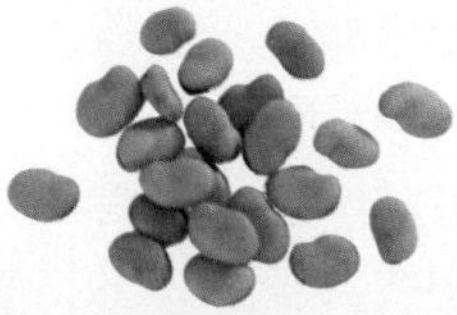

蚕豆

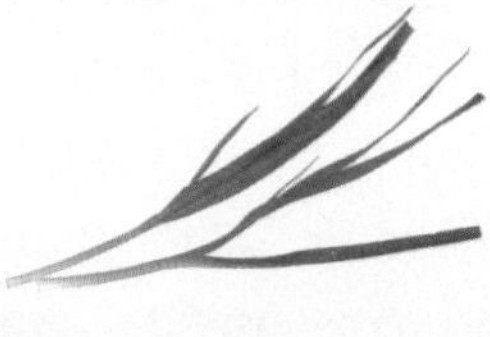

蒜苗

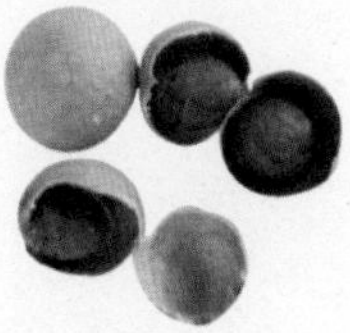

桂圆

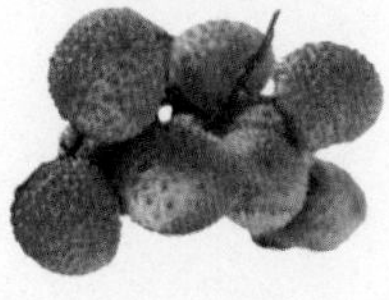

荔枝

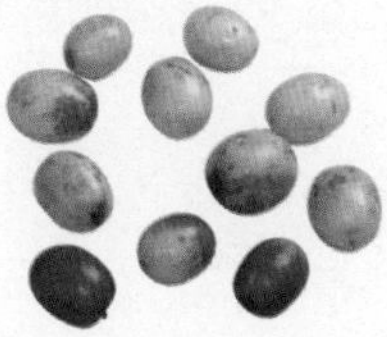

青枣

补药和热药

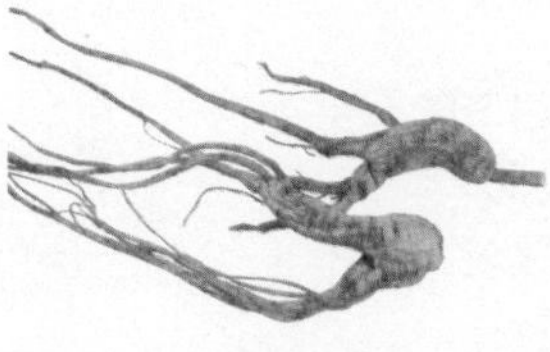

人参

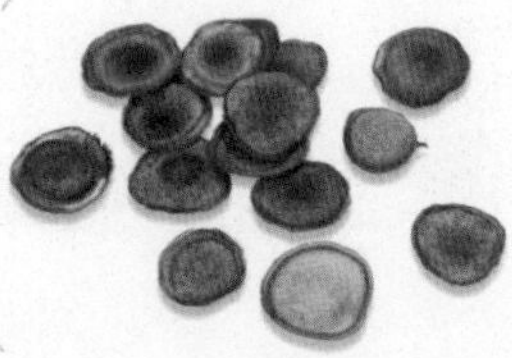

鹿茸

生活之宜	❶ 多饮开水。 ❷ 卧床休息，加强护理。 ❸ 对患者进行隔离，直至痊愈。
生活之忌	❶ 使用肾上腺皮质激素类药物。 ❷ 抓伤、擦破皮肤，引起感染，留下疤痕。
生活一点通	水痘是一种常见的，主要发生在儿童中的传染病。一年四季均可发病，特别是多发于冬、春两季。以往由于水痘的症状比较轻，而且出过水痘以后就有终身的免疫力，所以人们常常认为没有必要在儿童中进行预防接种。但研究发现，幼年时患了水痘，成年以后可能体内水痘病毒再激活引起带状疱疹。

百日咳

病症简介 百日咳是急性呼吸道传染病，患者是唯一的传染源，潜伏期2~23天，传染期约45天，飞沫是主要的传播途径。人群普遍易感，以五岁前儿童为多。

临床表现

　　本病可分为三期。前驱期：仅表现为低热、咳嗽、流涕、打喷嚏等上呼吸道感染症状；7~10天后转入痉咳期：表现为阵发性痉挛性咳嗽，发作日益加剧，每次阵咳可达数分钟之久，咳后伴一次鸡鸣样长吸气，若治疗不善，此期可长达6周；恢复期：阵咳渐减甚至停止，此期2周或更长。

致病原因

　　百日咳杆菌为鲍特杆菌属，侵入呼吸道黏膜在纤毛上皮进行繁殖，使纤毛麻痹，上皮细胞坏死，坏死上皮、炎性渗出物及黏液排除障碍，堆聚潴留，不断刺激神经末梢，导致痉挛性咳嗽。支气管阻塞也可引起肺不张或肺气肿。

 相宜食物

　　　　　　　　选择细、软、烂、易消化吸收的半流质食物或软食

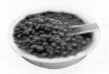

绿豆汤

白粥

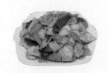

面片

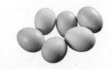

鸡蛋

选择营养丰富的食物补充人体所需热量

酸奶

樱桃

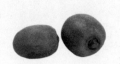
猕猴桃

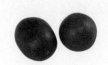
罗汉果

 不宜食物

易损伤脾胃、对气管黏膜有刺激作用的辛辣油腻食物

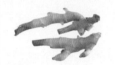
生姜

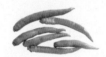
辣椒

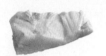
猪肥肉

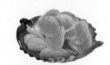
油炸食品

导致咳嗽加剧的发物

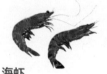
海虾

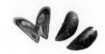
淡菜

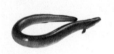
鳗鱼

螃蟹

损伤脾胃，并且使痰量增多的生冷食物

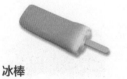
冰棒

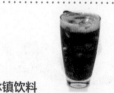
冰镇饮料

冰激凌

助热生火的温补类药物

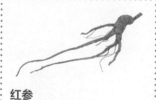
红参

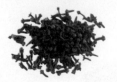
丁香

菟丝子

生活一点通	❶及时发现和隔离患者，一般起病后隔离40天，或痉咳开始后30天。❷沾有患者的痰、口鼻分泌物的衣物要进行消毒处理。❸要保护易感者，进行预防接种，注射疫苗。❹对于婴幼儿及体弱的接触者，可给予百日咳多价免疫球蛋白做被动免疫。

儿童多动症

病症简介　儿童多动症是一种儿童最常见的行为障碍，又称脑功能轻微失调或轻微脑功能障碍综合征或注意缺陷多动障碍。

临床表现

①活动过多：孩子不论在何种场合，都处于不停活动的状态中。②注意力不易集中：孩子的注意力很难集中，或注意力集中时间短暂，不符合实际年龄特点。③冲动任性：这类孩子由于自控力差，冲动任性，不服管束，常惹是生非。④学习困难：注意力不集中，上课不注意听。

致病原因

目前对儿童多动症的病因和发病机制还不完全清楚，不过国内外学者认为本病是由多种因素引起的，归纳起来有遗传因素、轻微脑损伤、脑发育不成熟、工业污染、营养因素、家庭环境因素、药物因素等。

小贴士

瘦肉莲子汤治疗儿童多动症：瘦肉75克，莲子30克，百合30克。同放砂锅内加水煮汤，调味食用，每天1次，连服。

相宜食物

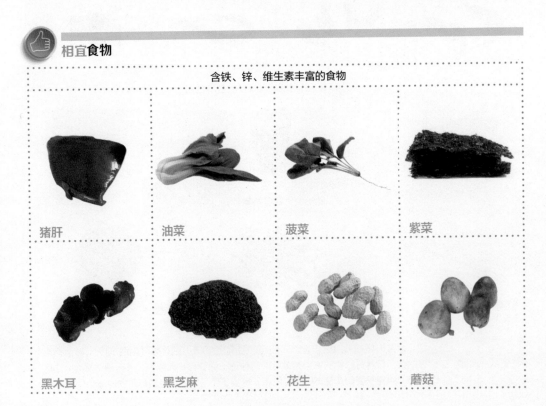

含铁、锌、维生素丰富的食物

猪肝	油菜	菠菜	紫菜
黑木耳	黑芝麻	花生	蘑菇

含铁、锌、维生素丰富的食物

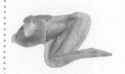
鸡肉

鱼肉

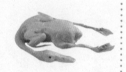
鸭

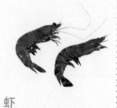
虾

不宜食物

辛辣食品和含有咖啡因的食品

大蒜

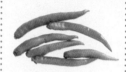
辣椒

咖啡

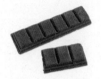
巧克力

膨化食品和含有激素、香料的快餐类食物

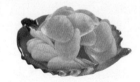
薯片

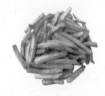
薯条

含甲基水杨酸盐类较多的食物

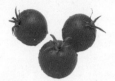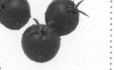
西红柿

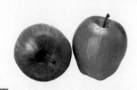
苹果

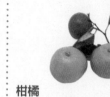
柑橘

红肉类食物应少食

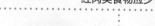

猪肉

牛肉

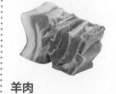
羊肉

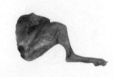
狗肉

五官科病症

五官结构复杂，各个器官之间关系紧密，发病的原因各不相同，疾病诊疗较为困难。近年来，检查技术的不断提高，中西医结合治疗法的充分利用，配合营养膳食的调理，使五官科病症的治愈率达到了较高水平。

夜盲

病症简介 夜盲亦称"昼视""雀目""月光盲"，是一种夜间视力失常的疾病。为对弱光敏感度下降，暗适应时间延长的重症表现。

病症类型 暂时性夜盲，获得性夜盲，先天性夜盲。

临床表现

主要表现为白天视力较好，入夜或于暗处则视力大减，乃至不辨咫尺，见于维生素A缺乏和某些眼底疾病。

致病原因

夜盲为视网膜的视杆细胞功能紊乱而引起的暗适应障碍。在光的作用下，视杆细胞内的视紫红质漂白，分解为全反－视黄醛和视蛋白。凡是影响足量的维生素A供应，正常的杆体细胞功能及视网膜色素上皮功能等阻碍视紫红质光化学循环的一切因素，均可导致夜盲。

 相宜食物

补充含丰富的维生素A的食物

 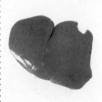 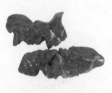 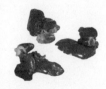

| 猪肝 | 羊肝 | 鸡肝 | 鸭肝 |

富含胡萝卜素的食品

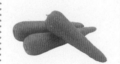
胡萝卜

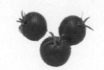
西红柿

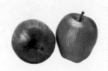
苹果

菠菜

青椒

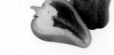
南瓜

富含锌和铜元素的食物

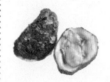
牡蛎

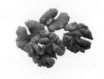
核桃

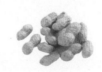
花生

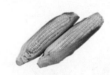
玉米

 不宜食物

辛辣、刺激性的食物

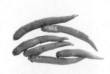
辣椒

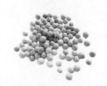
胡椒

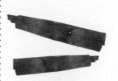
桂皮

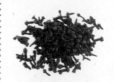
丁香

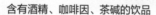
含有酒精、咖啡因、茶碱的饮品

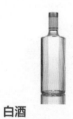
白酒

啤酒

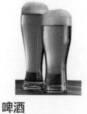
咖啡

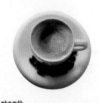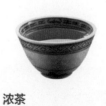
浓茶

鼻窦炎

病症简介 鼻窦炎是鼻窦黏膜的非特异性炎症，为一种鼻科常见病。以鼻塞、多脓涕、头痛为主要表现。

病症类型 急性鼻窦炎，慢性鼻窦炎。

临床表现

①头痛：低头、用力、咳嗽时头痛加重。②鼻塞：患者常有较重的鼻塞，擤去鼻涕后，鼻通气可暂时改善，但不久又觉鼻阻。③流涕：鼻窦炎患者常诉鼻涕较多，有些可向前擤出；有些向后鼻孔流入鼻咽部，导致患者常诉"痰多"。④嗅觉障碍：部分患者可有嗅觉减退或缺失，这一症状大多为暂时性。

致病原因

本病一般分为急性和慢性两类，其原因很多，比较复杂。除了病理原因，游泳时污水进入鼻窦，邻近器官感染扩散，鼻腔肿瘤妨碍鼻窦引流，以及外伤等均可引起鼻窦炎。

 相宜食物

要多吃新鲜水果和蔬菜，
摄取足够的维生素C和生物类黄酮，以消炎和保持微血管健康

莲藕

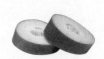
冬瓜

茄子

白菜

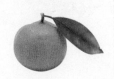
柑橘

葡萄

蓝莓

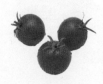
西红柿

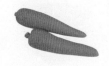
胡萝卜

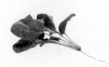
菠菜

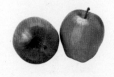
苹果

西蓝花

不宜食物

油腻、辛辣、助热生火的食物

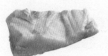 猪肥肉	香肠	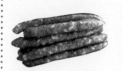 辣椒	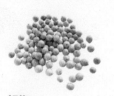 胡椒
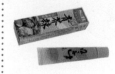 芥末	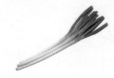 葱	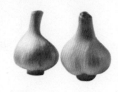 大蒜	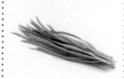 韭菜

生活一点通

　　在各种鼻窦炎中，上颌窦炎最多见，依次为筛窦、额窦和蝶窦的炎症。鼻窦炎可以单发，亦可以多发。最常见的致病因素为鼻腔感染后继发鼻窦化脓性炎症。此外，变态反应、机械性阻塞及气压改变等均易诱发鼻窦炎，牙的感染可引起齿源性上颌窦炎。鼻窦炎患者头痛发作时，可以采用冷敷或者热敷的办法来缓解疼痛。有的人喜欢在额头或颈部冷敷，也有人喜欢热敷颈部或洗热水澡，具体则要因人而异。头痛发作时用热敷袋或冷敷袋覆盖额头，并按摩太阳穴，可以缓解疼痛。

咽炎

病症简介 咽炎是一种常见的上呼吸道炎症，急性期若未及时治疗，往往转为慢性。患者出现咽痛、咽痒、声嘶、咽异物感、频繁干咳。

病症类型 急性咽炎，慢性咽炎。

临床表现

　　起病急，初起时咽部干燥、灼热，继而疼痛，吞咽唾液时咽痛往往比进食时更为明显；可伴发热、头痛、食欲不振和四肢酸痛；侵及喉部，可伴声嘶和咳嗽。口咽及鼻咽黏膜呈急性充血，咽后壁淋巴滤泡和咽侧索也见红肿，间或在淋巴滤泡中央出现黄白色点状渗出物；颌下淋巴结肿大并有压痛，重者可累及会厌及杓状会厌襞，发生水肿。

致病原因

　　①病原体，包括细菌、病毒、螺旋体、立克次体等。②物理或化学性刺激。③气候、季节因素，寒冷可直接对咽部黏膜造成刺激和损害。

相宜**食物**

尽量多食用维生素C含量较多的水果

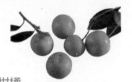

柑橘

菠萝

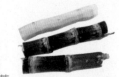

甘蔗

鸭梨

橄榄

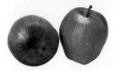

苹果

 不宜**食物**

辛辣、刺激性食物

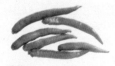

辣椒

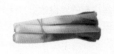

葱

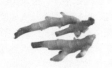

生姜

大蒜

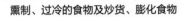

熏制、过冷的食物及炒货、膨化食物

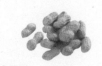

炒花生

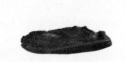

腊肉

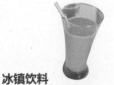

冰镇饮料

冰激凌

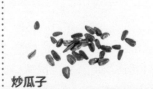

炒瓜子

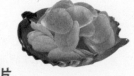

薯片

生活之宜	❶ 平时多饮水，帮助排出体内毒素，让身体各部位运行顺畅。
	❷ 改善生活环境，远离粉尘环境，加强个人卫生防护。
	❸ 保持室内适当的温度和湿度，经常通风换气。
生活之忌	❶ 吸烟、饮酒。
	❷ 因感冒等其他疾病引起发炎和感染，加重病情。
	❸ 黑白颠倒，生活作息不规律。

中耳炎

病症简介 中耳炎是累及中耳全部或部分结构的炎性病变。绝大多数为非特异性安排炎症，尤其好发于儿童，是一种常见病，常发生于8岁以下儿童。

病症类型 急性化脓性中耳炎，分泌性中耳炎，卡他性中耳炎。

临床表现

主要表现为耳内疼痛（夜间加重）、发热、恶寒、口苦、小便红或黄、大便秘结、听力减退等。如鼓膜穿孔，耳内会流出脓液，疼痛会减轻，并常与慢性乳突炎同时存在。急性期治疗不彻底，会转为慢性中耳炎，随体质、气候变化，耳内会经常性流脓液，时多时少，迁延多年。

致病原因

中医将本病称为"耳脓""耳疳"，认为是因肝胆湿热、（火）邪气盛行引起。病菌进入鼓室，当抵抗力减弱或细菌毒素增强时就产生炎症。慢性中耳炎可由急性中耳炎、咽鼓管阻塞、机械性创伤、热灼性和化学性烧伤及冲击波创伤所致。

 相宜食物

多食有清热消炎作用的新鲜蔬菜			
芹菜	丝瓜	茄子	荠菜
茼蒿	黄瓜	苦瓜	

 不宜食物

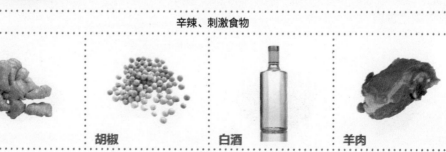

辛辣、刺激食物			
生姜	胡椒	白酒	羊肉

热性补药

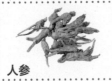
人参

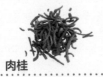
肉桂

附子

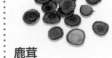
鹿茸

生活之宜	❶ 注意休息，保证睡眠时间补足。 ❷ 保证室内空气流通，以使鼻腔畅通。
生活之忌	❶ 洗头或游泳后耳内有水残留。 ❷ 用力擤鼻涕。
生活一点通	当内科治疗失败或是有慢性中耳炎时，可以考虑做手术治疗，如耳膜切开术：耳膜上切一个小口，可缓解耳朵疼痛，引流出分泌物做细菌培养；耳膜造口术：如果中耳积水超过3个月，就要考虑手术治疗。因为积水过久会破坏听小骨，引起听力障碍。将耳膜打个小洞，放一个引流小管，耳管放置期间最好不要去游泳。

耳鸣

病症简介 耳鸣是指人们在没有任何外界刺激条件下所产生的异常声音感觉，常常是耳聋的先兆，因听觉功能紊乱而引起。

病症类型 生理性耳鸣，病理性耳鸣。

临床表现

①搏动性耳鸣。患者描述耳鸣为与心跳一致的飕飕声、嘀嗒声或轻叩声，用听诊器置于患者颞部或耳部，常可以听到。②非搏动性耳鸣。是一种连续而稳定的噪声，如患者所描述之嗡嗡声、蟋蟀声、钟声或摩托声。

致病原因

①外耳或中耳的听觉失灵，不能听到四周的声音。②内耳受伤，失去了转化声音能量的功能。③来自中耳及内耳之外的鸣声干扰。④老年人也会因身体部分功能衰竭，血液质量较差而出现耳鸣。这些因血液不通畅而产生的声音因为靠近耳朵，对耳朵来说会听得一清二楚，从而形成耳鸣。

 相宜食物

富含铁元素的食物

猪肝

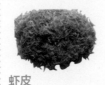
虾皮

海蜇

黑芝麻

富含铁元素的食物

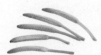

黄花菜

黑木耳

猪肉

豆制品

有活血作用的食物

红葡萄酒

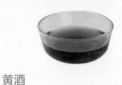

黄酒

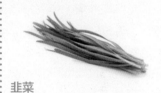

韭菜

富含锌元素和维生素的食物

牛肉

鱼

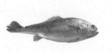

鸡肉

牛奶

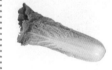

白菜

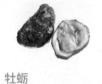

牡蛎

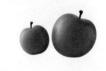

苹果

西红柿

 不宜食物

富含胆固醇的食物

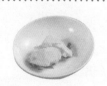

黄油

奶油

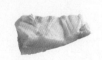

猪肥肉

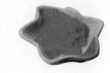

鱼子

生活一点通　　　　牛奶中含有维生素A、维生素D、维生素B_1、维生素B_6、维生素B_{12}、维生素E及胡萝卜素，这些维生素成分与钙的吸收利用，对防治和改善血液循环和耳聋症状很有帮助。

齿衄

病症简介 齿衄又称牙宣，是指血液自牙缝或牙龈渗出的症状，多由胃火上炎，灼伤血络或肾阴亏虚，虚火内动，迫血妄行所致。

临床表现

①牙齿痛，牙龈红肿，患处得冷则痛减，受热则痛增，或有发热恶寒，口渴，舌红，舌苔白干，脉浮数。②齿衄量多、血色鲜红，齿龈红肿疼痛，头痛，口臭，牙痛剧烈，口渴咽干，大便秘结，小便黄赤，舌红苔黄，脉洪数。③患处有脓溢出，腮肿连颊。

致病原因

牙齿属肾、牙龈属脾胃，所以脾胃和肾不健康就能影响到牙齿和牙龈。齿衄多因长期过食脂肪、辛辣、糖类食物或疲劳过度、肾阴受伤、虚火上炎以及饮食不节、脾虚不统所致。

 相宜食物

应多食用维生素C含量丰富的食物，维生素C可增强血管的韧性，能预防出血

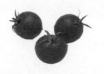 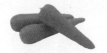 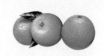 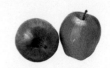

西红柿　胡萝卜　橙子　苹果

 不宜食物

辛辣、刺激、动火的食物

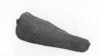

辣椒　生姜　洋葱　胡椒

发物

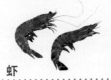 螃蟹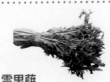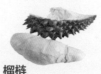

虾　螃蟹　雪里蕻　榴梿

油腻、生冷、生硬的食物

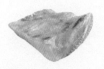

猪肥肉

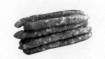

香肠

凉拌菜

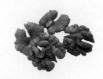

坚果

生活之宜	① 注意口腔卫生，可适当使用中药牙膏。 ② 在温开水食用盐中加入，用其漱几次口，之后再含，最后吞服。
生活之忌	① 吸烟、喝酒。 ② 不及时就医检查，引起其他并发症。
生活一点通	齿衄以齿龈出血为主要表现，当与口腔、咽喉、肺、气管、食管及胃脘部的出血而见咯血、呕（吐）血、鼻出血等相鉴别。根据临床需要，可进行必要的检查，如血常规检查、出凝血时间、血小板计数、X摄片、CT扫描、病理切片等，以明确诊断。

龋齿

病症简介 龋齿是一种由口腔中多种因素复合作用所导致的牙齿硬组织进行性病损，表现为无机物脱矿和有机质分解，随病程发展而从色泽改变到形成实质性病损。

病症类型 浅龋，中龋，深龋。

临床表现

①浅龋。牙齿上未形成龋洞，牙齿病变部位多由半透明的乳黄色变为浅褐色或黑褐色。②中龋。病变破坏到了牙本质浅层，牙齿已有龋洞形成，牙齿对酸甜食物较为敏感。③深龋。病变破坏到了牙本质深层，牙齿有较深的龋洞形成，温度刺激、化学刺激以及食物进入龋洞时均引起疼痛。

致病原因

①细菌的代谢产物可以破坏牙齿和牙周组织，酸能使牙齿的无机物脱矿、有机物溶解，形成窝洞，成为龋齿。②食物因素：食物是细菌致龋的物质基础，糖类是诱导龋齿最重要的食物。③口腔环境因素：包括牙齿和唾液两大方面。

 相宜食物

富含维生素D、钙、维生素A的食物

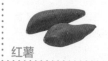

红薯

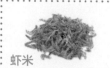

虾米

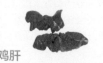

鸡肝

鸡蛋

含维生素D、钙、维生素A的食物

牛奶

猪肝

鸡蛋

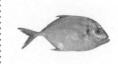
鱼

豆腐

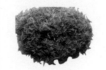
虾皮

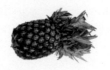
菠萝

胡萝卜

 不宜食物

使龋齿面积增大的酸性食品

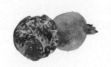
石榴

杨梅

酸枣

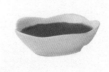
醋

过冷或过热的食物，刺激暴露的神经末梢，会产生剧烈的疼痛

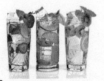
冷饮

冰激凌

冰果汁

刺激神经系统的食品

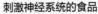

白酒

咖啡

碳酸饮料

生活一点通　　儿童为龋齿多发人群，应该注意儿童的饮食习惯，按时增加各种辅食，多吃粗糙、硬质和含纤维质的食物，对牙面有摩擦洁净的作用，减少食物残屑堆积。硬质食物需要充分咀嚼，既增强牙周组织，又能摩擦牙齿咬面，可使窝沟变浅，有利减少窝沟龋。

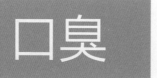

口臭

病症简介 口臭是指因机体内部失调而导致口内出气臭秽的一种病症。它使人不敢与人近距离交往，从而产生自卑心理，影响正常的人际、情感交流，令人十分苦恼。

病症类型 免疫、腑脏功能失调口臭病，单纯性口腔口臭病。

临床表现

多表现为呼气时有明显异味，刷牙、漱口均难以消除病症，使用清洁剂也难以掩盖，是一股发自脏腑内部的臭气。

致病原因

①口腔不卫生。口内食物残渣长期积存，产生吲哚硫酸氢基及胺类等物质，发出一种腐烂的恶臭。②有些戴假牙的人不注意假牙的清洁，口腔内也会有气味。③口腔疾病。龋坏的牙齿中的腐物易产生一种腐败的恶臭气味。④身体疾病。有些口臭是由于身体其他部位的疾病引起，都会经呼吸道排出臭味，表现为口臭。⑤特殊食物癖好，特别爱食用大蒜、大葱等，口、胃中都会有令人不愉快的气味。

 相宜食物

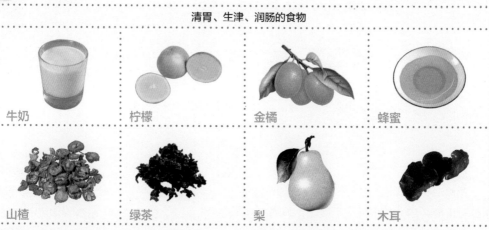

清胃、生津、润肠的食物

| 牛奶 | 柠檬 | 金橘 | 蜂蜜 |
| 山楂 | 绿茶 | 梨 | 木耳 |

 不宜食物

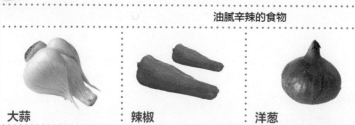

油腻辛辣的食物

| 大蒜 | 辣椒 | 洋葱 | 芥末 |

油腻辛辣的食物

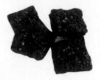

臭豆腐

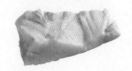

猪肥肉

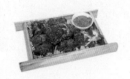

烤肉

生活之宜	❶ 饭后漱口，睡前刷牙。 ❷ 防治便秘，保持大便通畅。
生活之忌	❶ 睡前吃零食。 ❷ 吸烟、饮酒。 ❸ 进餐过饱，尤其是晚餐。
生活一点通	烟草中的尼古丁等有害物质会影响人体正常的血液循环，使局部免疫力下降，最终可引发口臭等身体疾患。吸烟不仅对呼吸道造成危害，还会使口腔变得干燥，随着唾液量的减少，口臭也会逐渐加重。吸烟者口中常有烟臭，影响社交与工作，而且吸烟可使牙齿变黄，有碍美观。因此，为了健康，也为了美观，吸烟者应尽可能戒烟。此外，口臭患者可以使用口气清新剂来缓解病情。口气清新剂可以及时有效地除去口腔中食物代谢物引起的臭味，像因轻度鼻窦炎造成的异味和吸烟导致的口臭等。可以先喝几口清水，喷上口气清新剂后合上嘴数秒，便能令口腔保持数小时的清新。

结膜炎

病症简介 结膜炎俗称红眼病，是眼科的常见病。由于大部分结膜与外界直接接触，因此容易受到周围环境中感染性和非感染性因素的刺激。

病症类型 细菌性结膜炎，衣原体性结膜炎，病毒性结膜炎，真菌性结膜炎。

临床表现

　　初期，结膜潮红、肿胀、充血、流出水样分泌液，内眼角下面被毛变湿，眼睛半闭。随着炎症的发展，眼睑肿胀明显，眼分泌物变成黏液性或脓性，上下眼睑被脓性分泌物黏合在一起，眼角上被黄白色的分泌物覆盖。打开眼睑检查可见眼球上及结膜上有大量的脓性分泌物积存。

致病原因

　　中医认为多因外感风热之邪上犯，或因肝经火热上注于目，或因过食烟酒辛辣食物，以致内热上冲所致。现代医学认为是机械性损伤、眼睑外伤、结膜外伤、眼内异物刺激、倒睫、眼睑内翻、化学性药物刺激及洗浴药液误入眼内所致。

小贴士

　　结膜炎多见于春秋季节，可散发感染，也可流行于学校、工厂等集体生活场所。因此，春秋季节要严格搞好个人卫生和集体卫生。提倡勤洗手、洗脸和不用手或衣袖拭眼。

相宜**食物**

具有疏风散热、清泻肝火作用的食物

田螺	河蚌	苦瓜	旱芹
菊花脑	地耳	马兰头	白菊花
金银花	决明子	薄荷	荷叶

不宜食物

性热上火、辛辣香燥、肥腻助邪的食物

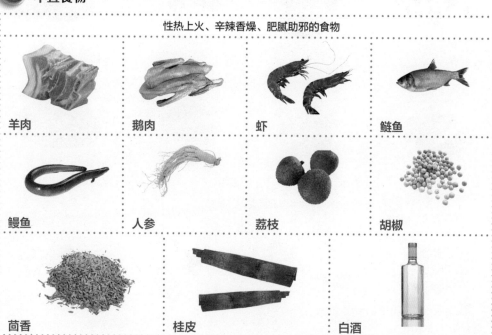

羊肉	鹅肉	虾	鲢鱼
鳗鱼	人参	荔枝	胡椒
茴香	桂皮	白酒	

青光眼

青光眼是发病迅速、危害性大的眼病。特征是眼内压升高的水平超过眼球所能耐受的程度而给眼球各部分组织和视功能带来损害。

病症类型 先天性青光眼，原发性青光眼，继发性青光眼，混合型青光眼。

临床表现

急性闭角型青光眼患者患眼侧头部剧痛，眼球充血，视力骤降。亚急性闭角型青光眼患者仅轻度不适，甚至无任何症状，可有视力下降，眼球充血，经常在傍晚发病，经睡眠后缓解。慢性闭角型青光眼患者自觉症状不明显，发作时轻度眼胀、头痛，阅读困难，常有虹视。原发性开角型青光眼发病隐蔽，进展较为缓慢，非常难观察，故早期一般无任何症状，当病变到一定程度时，可出现轻度眼胀、视力疲劳和头痛。

致病原因

各种原因导致气血失和，经脉不利，目中玄府闭塞，神水淤积所致。

 相宜食物

具有利尿作用的食物			
赤小豆	西瓜	丝瓜	冬瓜
黄花菜	薏米	蜂蜜	绿豆

润肠通便的食物			
香蕉	白萝卜	梨	柠檬

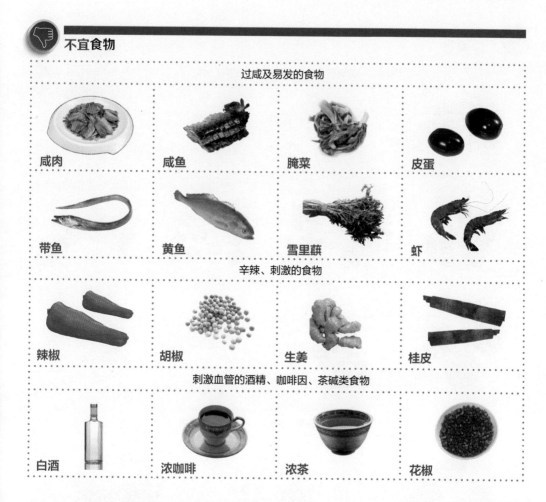

不宜食物

过咸及易发的食物

咸肉	咸鱼	腌菜	皮蛋
带鱼	黄鱼	雪里蕻	虾

辛辣、刺激的食物

辣椒	胡椒	生姜	桂皮

刺激血管的酒精、咖啡因、茶碱类食物

白酒	浓咖啡	浓茶	花椒

白内障

病症简介 各种原因如衰老、遗传、营养障碍、免疫与代谢异常等，都能引起晶状体代谢紊乱，导致晶状体蛋白质变性而发生混浊，形成白内障。

病症类型 老年性白内障，并发性白内障，外伤性白内障，代谢性白内障。

临床表现

无痛楚下视力逐渐减弱，对光敏感，经常需要更换眼镜镜片的度数，复视。需在较强光线下阅读，晚上视力比较差，看到颜色退色或带黄。在早期，还常有固定不飘动的眼前黑点，亦可有单眼复视或多视。发病人群以老年人为最多，南方地区多于北方。

致病原因

中医认为多为肝肾阴不足、脾气精血亏损、眼珠失养而致。现代医学认为本病患者血液中锌含量偏低。

相宜食物

富含天然维生素C的新鲜蔬菜和水果

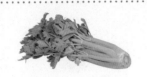

芹菜

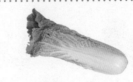

白菜

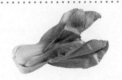

油菜

草莓

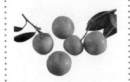

柑橘

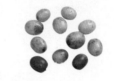

青枣

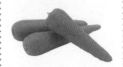

胡萝卜

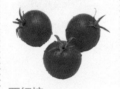

西红柿

葡萄

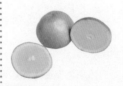

柠檬

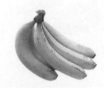

香蕉

具有益精、退翳、明目、清肝作用的食物

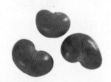

动物肝脏

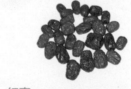

红枣

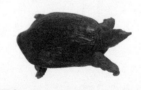

甲鱼

 不宜食物

香燥、性热助火的食物

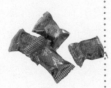

糖类

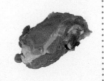

羊肉

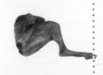

狗肉

牛肉

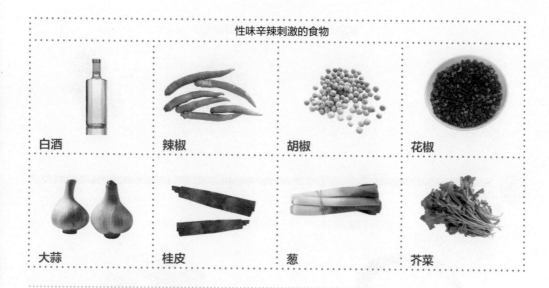

性味辛辣刺激的食物

白酒　辣椒　胡椒　花椒

大蒜　桂皮　葱　芥菜

近视

病症简介 近视是眼睛看清近物、却看不清远物的症状。在屈光静止的前提下，远处的物体不能在视网膜汇聚，而在视网膜之前形成焦点，因而造成视觉变形，导致远方的物体模糊不清。

病症类型 单纯性近视，病理性近视。

临床表现

①视力减退，远视力逐渐下降，视远物模糊不清，近视力正常。②外斜视，中度以上近视患者在近距离作业时很少或不使用调节，可诱发眼位向外偏斜，形成外斜视。③视力疲劳，视物时间不长就感觉疲劳。④眼球突出，高度近视眼由于眼轴增长，外观上呈现眼球向外突出的状态。

致病原因

近视的致病原因包括环境因素和遗传因素。环境因素是指青少年眼球生长发育时期，阅读、书写等近距离工作时，眼外肌对眼球施加一定压力，眼球的前后轴可能变长。遗传因素是指高度近视的双亲家庭下一代近视的发病率较高。

 相宜食物

富含维生素A的食物

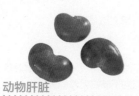

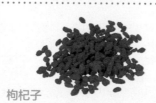

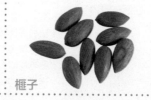

动物肝脏　枸杞子　榧子

富含铬和锌的食物，有助于预防近视

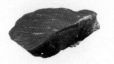
牛肉

粗面粉

糙米

葡萄

不宜食物

含糖过高的食物，使眼周围肌肉"糖化"，失去弹性

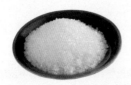
白糖

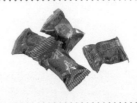
糖果

损肝伤眼的食物，尤其是体质差、气血虚弱的患者不宜食

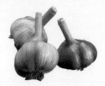
大蒜

生活之宜	❶ 坚持做眼保健操，每天3~4次。 ❷ 科学用眼，劳逸结合，学习或工作1~2小时，远眺大自然景色，休息10~15分钟。 ❸ 阅读和写字要保持与书面30厘米以上的距离。 ❹ 光线照明强度要适合眼睛。
生活之忌	❶ 歪头看书写字。 ❷ 学习或工作环境光线刺眼或过于昏暗。 ❸ 用眼过度。
生活一点通	预防儿童近视的方法 ❶ 培养正确的读书、写字姿势，不要趴在桌子上或扭着身体。书本和眼睛应保持30厘米。学校课桌椅应适合学生身材。 ❷ 看书写字时间不宜过久，持续1~1.5小时，要有一个短时间的休息，如眼睛向远眺望，做眼保健操。 ❸ 写字读书光线最好从左边照射过来，不要在太暗或者太亮的光线下学习。 ❹ 积极开展体育锻炼，保证学生每天1小时体育活动。 ❺ 教导学生写字不要过小过密，更不要写斜、写草字。 ❻ 看电视时要注意，屏幕高度应与视线相平；眼与荧光屏的距离不应小于荧光屏对角线长度的5倍；看电视时室内应开一盏光弱的电灯，有利于保护视力。

老花眼

病症简介 老花眼又称视敏度功能衰退症，是人体功能衰退的一种现象，指人上年纪以后逐渐产生近距离阅读或工作困难的情况。患者通常在40岁以上，视远尚清，视近模糊的眼病，相当于现代医学的老视，是人体衰老变化的一种表现。

临床表现

近距离阅读模糊、眼睛疲劳、酸胀、多泪、畏光、干涩及伴头痛。临床可见视远如常，视近则模糊不清，将目标移远即感清楚，故常不自主将近物远移。随年龄增长，即使将书报尽量远移，也难得到清晰视力。

致病原因

引起老花眼的原因是眼内过氧化脂质堆积过多，随着年龄增长，眼球晶状体逐渐硬化、增厚，而且眼部肌肉的调节能力也随之减退，导致变焦能力降低。因此，看近物时，影像投射在视网膜时无法完全聚焦，看近距离的物件就模糊不清。

 相宜食物、中药

补肾养血、固齿明目的食物

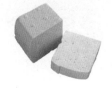

豆制品

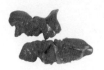

动物肝脏

蜂蜜

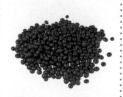

黑豆

富含维生素C和维生素E的食物，可以抗氧化，对眼球晶体有保护作用

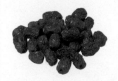

红枣

核桃仁

白芝麻

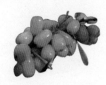

沙棘

富含优质蛋白质的食物

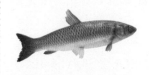

鱼

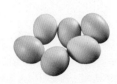

鸡蛋

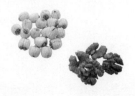

坚果类

富含优质蛋白质的食物

 羊肉

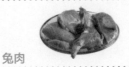 牛肉

兔肉

清淡的蔬菜类食物

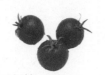 西红柿

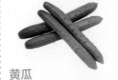 黄瓜

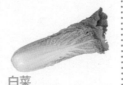 白菜

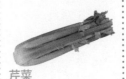 芹菜

有明目作用的药食妙品

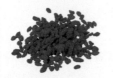 枸杞子

 白术

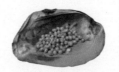 珍珠母

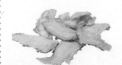 当归

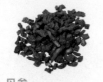 丹参

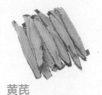 黄芪

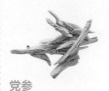 党参

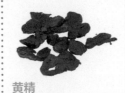 黄精

不宜食物

辛辣、刺激性强的食物

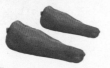 辣椒

 生姜

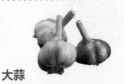 大蒜

生活之宜	① 每天晨起和睡前用冷水洗眼洗脸。 ② 每天早中晚远眺1~2次。 ③ 经常眨眼。
生活之忌	看书报和电视时间过长，导致眼肌过度疲劳。
生活一点通	引起老花眼的原因是眼内过氧化脂质堆积过多，而过氧化脂质过多容易引起白内障和心脑血管等方面的疾病。老花眼是人体健康的第一张"黄牌"，不及时采取措施，有可能影响正常生活。

干眼症

病症简介 干眼症又称为角结膜干燥症，是由于眼泪的数量不足或者质量差导致的眼部干燥综合征。干眼症严重者可导致角膜上皮损伤。

病症类型 脂质异常性干眼症，水液异常性干眼症，黏蛋白异常性干眼症，混合性干眼症。

临床表现

常见的症状是眼部干涩，有异物感，还有烧灼感、痒感、畏光、红痛、视物模糊、易疲劳、黏丝状分泌物等症状。这种病常常在老年人中以特发病表现出来，但多数常见于干燥综合征在眼部的部分表现，包括口干、眼干和关节炎。还可发生于许多自体免疫性疾病和系统性疾病。

致病原因

①水液层泪腺泪液分泌不足，这是干眼症最常见的原因。②油脂层分泌不足，眼睑疾病造成眼睑皮脂腺功能不良。③黏液素层分泌不足，缺乏维生素A、慢性结膜炎或化学性的灼伤。④泪液过度蒸发泪膜分布不均匀。

 相宜食物

富含维生素A的食物			
豆制品	鱼	牛奶	核桃
油菜	白菜	空心菜	西红柿
含有叶黄素和胡萝卜素的蔬菜和水果			
芹菜	茄子	柑橘	柿子
黄瓜	甘蔗	香蕉	胡萝卜

富含脂多糖，可以改善机体造血功能的食物

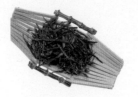

绿茶

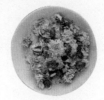

菊花

不宜食物

热性辛辣、刺激性强以及易使眼睛和身体脱水的食物

巧克力

羊肉

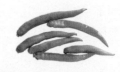

辣椒

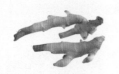

生姜

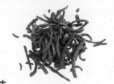

肉桂

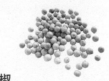

胡椒

咖啡

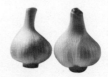

大蒜

生活之宜	❶ 多眨眼，操作电脑、驾车、读书等长期用眼时，要多眨几下眼。 ❷ 注意用眼卫生，用眼1小时左右休息一会儿。 ❸ 工作和学习时尽量采用正确的姿势。 ❹ 多风的天气戴眼镜，游泳时带上护目镜，外出时戴上太阳镜。
生活之忌	❶ 眼镜直接接触吹风机、热烘机、电风扇。 ❷ 用手揉眼睛。
生活一点通	隐形眼镜的确能在很大程度上改善人的外貌，但它也给爱美的佩戴者们带来了很多困扰，干眼症就是其中之一。长时间佩戴隐形眼镜会使泪液分泌减少，因此戴隐形眼镜的人总会感觉眼睛干干的。